がん専門薬剤師の
極意を学ぶ！

症状アセスメント実践ゼミ

監修
山口正和
がん研究会有明病院 院長補佐／薬剤部長

編集
横川貴志
がん研究会有明病院 薬剤部チーフ

青山　剛
がん研究会有明病院 薬剤部チーフ

MEDICAL VIEW

本書では，厳密な指示・副作用・投薬スケジュール等について記載されていますが，これらは変更される可能性があります．本書で言及されている薬品については，製品に添付されている製造者による情報を十分にご参照ください．

Practical Guide for Pharmacists to Assessment Process of Symptom in Patients with Cancer
(ISBN 978-4-7583-2229-4 C3047)

Chief Editor: YAMAGUCHI Masakazu
Editors: YOKOKAWA Takashi
　　　　 AOYAMA Takeshi

2025. 3. 20 1st ed

©MEDICAL VIEW, 2025
Printed and Bound in Japan

Medical View Co., Ltd.
2-30 Ichigaya-hommuracho, Shinjuku-ku, Tokyo 162-0845, Japan
E-mail ed@medicalview.co.jp

序文

　がん治療における薬物療法は，医学の進歩により飛躍的に発展し，がん治療を受ける多くの患者の生活の質を向上させることが可能になりました。その治療過程においては患者が直面する多様な症状や課題に対して，医療従事者による適切なアセスメントと介入が不可欠となります。この点において，がん専門薬剤師は患者に寄り添いながら副作用を抑え効果が最大限に発揮されるよう最適な薬物療法を提供するという非常に重要な役割を果たします。そのためには高度な専門知識と判断力が必要となります。

　本書は，がん研究会有明病院薬剤部のスタッフや医師そして保険薬局の薬剤師が日々の臨床経験をもとに執筆し，がん患者に対する包括的な薬剤師の介入プロセスをまとめたものです。会話形式を通じて，実際のケーススタディをもとに具体的な思考プロセスを解説し，読者が実践的に応用できる知識を提供します。本書の最大の特徴は，症状アセスメントの基本から複雑なケースにおける薬剤選択や調整，さらには患者への情報提供や相談の進め方までの解説を網羅している点にあります。また，医療チームの一員としてどのようにコミュニケーションを図り，最適な治療計画を立てるかについても詳しく触れています。特に3章では，薬薬連携・医療連携の実際として患者フォローアップやトレーシングレポートの記載方法などを解説し，緊急性を要するケースでの患者対応などについても紹介しています。またコラムでは，HBV再活性化リスクやステロイドスペアリングなどがん治療でははずすことのできない重要な項目について取り上げており，まさに読者の方々のかゆいところに手が届く内容となっています。

　本書はがん治療に携わる薬剤師を対象にしていますが，ほかの医療従事者や薬学部の学生にとっても貴重な学びの機会となるでしょう。がん患者の皆様がより安心して治療に専念できるよう，日々の実践に役立ていただければ幸いです。本書がすべての読者の方々にとって有意義なものとなり，がん医療の質の向上に寄与することを心より願っています。

2025年2月

監修・編集を代表して
がん研究会有明病院 院長補佐／薬剤部長

山口正和

執筆者一覧

監修

山口正和 がん研究会有明病院 院長補佐／薬剤部長

編集

横川貴志 がん研究会有明病院 薬剤部チーフ

青山　剛 がん研究会有明病院 薬剤部チーフ

執筆者（掲載順）

川上和宜 がん研究会有明病院 薬剤部

長谷川聡子 がん研究会有明病院 薬剤部

河野慎吾 がん研究会有明病院 薬剤部

越智美月 がん研究会有明病院 薬剤部

瀧口友美 がん研究会有明病院 薬剤部

山端悠介 がん研究会有明病院 薬剤部

青山　剛 がん研究会有明病院 薬剤部チーフ

森　祐佳 がん研究会有明病院 薬剤部

横川貴志 がん研究会有明病院 薬剤部チーフ

鈴木　亘 がん研究会有明病院 薬剤部

柴田直樹 がん研究会有明病院 薬剤部

副島　梓 がん研究会有明病院 薬剤部

橋本幸輝 がん研究会有明病院 薬剤部

蓑輪雄一 がん研究会有明病院 薬剤部

舘合慶一 がん研究会有明病院 薬剤部

野々宮悠真 がん研究会有明病院 薬剤部

式部さあ里 がん研究会有明病院 薬剤部

吉岡秀哲 がん研究会有明病院 薬剤部／院内感染対策部

辻　将成 株式会社アインファーマシーズ あさひ調剤薬局立石2号店

村田勇人 クオール株式会社 薬局事業第三本部

原嶋　渉 株式会社アインファーマシーズ アイン薬局登戸店

小林一男 がん研究会有明病院 薬剤部

中村匡志 がん研究会有明病院 薬剤部

木村俊哉 がん研究会有明病院 薬剤部

中村光佑 株式会社アインファーマシーズ アイン薬局九大南店

伴　修平 がん研究会有明病院 薬剤部

尾崎由記範 がん研究会有明病院 乳腺内科／先端医療開発科

目次

1章 症状アセスメントに必要な基礎知識

1. 患者からの情報収集・副作用/疼痛評価方法のポイント
   川上和宜 ……… 2

2. PSについて 長谷川聡子 ……… 5

3. 客観的指標（CTCAE, NRSなど）の概念と使用意義 河野慎吾 … 8

4. 血液検査を読み解くための基礎知識 越智美月 ……… 11

5. 抗がん薬の副作用と免疫チェックポイント
   阻害薬のirAEについて 瀧口友美 ……… 15

2章 症状アセスメントの実際
がんのエキスパートの思考と対応方法を学ぶ

1. 悪心・嘔吐 山端悠介，青山 剛 ……… 18

2. 下痢 森 祐佳，横川貴志 ……… 41

3. 口腔粘膜炎 鈴木 亘 ……… 56

4. 手足症候群 青山 剛 ……… 72

5. 皮疹 柴田直樹 ……… 86

6. 末梢神経障害 横川貴志 ……… 106

7. 高血圧 副島 梓 ……… 123

8. 心毒性 橋本幸輝 ……… 140

9. 肝障害 蓑輪雄一 ……… 156

10. 腎障害 舘合慶一，青山 剛 ……… 176

11. 薬剤性間質性肺炎 野々宮悠真，横川貴志 ……… 197

12. 血栓 式部さあ里，青山 剛 ……… 212

13. 発熱性好中球減少症 吉岡秀哲 ……… 232

3章 薬薬連携・医薬連携の実際

がん専門資格を有する薬局薬剤師の思考と対応方法を学ぶ

1 薬剤服用期間中の患者フォローアップと
トレーシングレポートの活用　辻　将成 ……… 252

2 緊急性を要し，トレーシングレポートに
落とし込めないケース　村田勇人 ……… 263

3 保険調剤薬局における血液検査値の活用方法　原嶋　渉 ……… 271

column

1 HBV再活性化とスクリーニングの重要性　小林一男 ……… 279

2 CINVに対するステロイドスペアリングの位置づけ
中村匡志 ……… 283

3 ストーマ造設の意義と下痢時の評価方法　木村俊哉 ……… 286

4 保険薬局の薬剤師が目指すがん患者に対する役割の将来像
中村光佑 ……… 291

5 がん治療情報の集め方　伴　修平 ……… 295

6 腫瘍内科医が病院薬剤師・薬局薬剤師に期待すること
尾崎由記範 ……… 299

索引 ……… 302

略語一覧

薬剤・レジメン		
AC	doxorubicin (adriamycin)・cyclophosphamide	ドキソルビシン（アドリアマイシン）＋シクロホスファミド
Beva/CapOX	capecitabine・oxaliplatin・bevacizumab	カペシタビン＋オキサリプラチン＋ベバシズマブ
Beva/FOLFIRI	palonosetron・dexamethasone・bevacizumab・irinotecan・levofolinate・fluorouracil	パロノセトロン＋デキサメタゾン＋ベバシズマブ＋イリノテカン＋レボホリナート＋フルオロウラシル
CBDCA	carboplatin	カルボプラチン
CDDP	cisplatin	シスプラチン
CE	carboplatin・etoposide	カルボプラチン＋エトポシド
DOAC	direct oral anticoagulants	直接経口抗凝固薬
EC	epirubicin・cyclophosphamide	エピルビシン＋シクロホスファミド
EGFR-TKI	epidermal growth factor receptor-tyrosine kinase inhibitor	上皮成長因子受容体チロシンキナーゼ阻害薬
ETP	etoposide	エトポシド
GEM	gemcitabine	ゲムシタビン
ICI	immune checkpoint inhibitor	免疫チェックポイント阻害薬
LMWH	low molecular weight heparin	低分子量ヘパリン

MARTA	multi-acting receptor-targeted antipsychotics	多元受容体作用抗精神病薬
mFOLFIRINOX	oxaliplatin・irinotecan・levofolinate・fluorouracil	オキサリプラチン＋イリノテカン＋レボホリナート＋フルオロウラシル
nab-PTX	nanoparticle albumin–bound paclitaxel	ナブパクリタキセル
NSAIDs	non-steroidal anti-Inflammatory drugs	非ステロイド性抗炎症薬
PE	cisplatin・etoposide	シスプラチン＋エトポシド
PPI	proton pump inhibitor	プロトンポンプ阻害薬
S-1	tegafur・gimeracil・oteracil	テガフール・ギメラシル・オテラシルカリウム
SOX	tegafur・gimeracil・oteracil・oxaliplatin	テガフール・ギメラシル・オテラシルカリウム＋オキサリプラチン
SSRI	selective serotonin reuptake inhibitors	選択的セロトニン再取り込み阻害薬
TC	paclitaxel・carboplatin	パクリタキセル/カルボプラチン
UFH	unfractionated heparin	未分画ヘパリン
VKA	vitamin K antagonist	ビタミンK拮抗薬
VSPI	vascular endothelial growth factor signalling pathway inhibitors	血管内皮増殖因子シグナル伝達経路阻害薬
5-FU	fluorouracil	フルオロウラシル

検査値		
ALP	alkaline phosphatase	アルカリホスファターゼ
ALT	alanine aminotransferase	アラニンアミノトランスフェラーゼ
ANA	antinuclear antibody	抗核抗体
ASMA	anti-smooth muscle antibody	抗平滑筋抗体
AST	aspartate aminotransferase	アスパラギン酸アミノトランスフェラーゼ
BUN	blood urea nitrogen	血中尿素窒素
Cr	creatinine	クレアチニン
GLS	global longitudinal strain	
Hb	hemoglobin	ヘモグロビン
LVEF	left ventricular ejection fraction	左室駆出率
Plt	platelet	血小板
S-K	serum potassium	血清カリウム
S-Na	serum sodium	血清ナトリウム
T-Bil	total bilirubin	総ビリルビン
UN	urea nitrogen	尿素窒素
ULN	upper limit of normal	基準値上限
WBC	white blood corpuscle	白血球
γ-GTP	γ-glutamyl transpeptidase	ガンマグルタミルトランスペプチターゼ

その他		
AE	adverse event	有害事象
AKI	acute kidney injury	急性腎障害
AML	acute myelogenous leukemia	急性骨髄性白血病
ANA	antinuclear antibody	抗核抗体
ANCA	anti-neutrophil cytoplasmic antibody	抗好中球細胞質抗体
ARF	acute renal failure	急性腎不全
ASCO	American Society of Clinical Oncology	米国腫瘍学会

ASMA	antismooth muscle antibody	抗平滑筋抗体
AUC	area under the blood concentration time curve	血中濃度 - 時間曲線下面積
BTK	Bruton's tyrosine kinase	ブルトン型チロシンキナーゼ
CAT	cancer-associated thrombosis	がん関連血栓症
CAVT	cancer-associated venous thrombosis	がん関連静脈血栓塞栓症
cGMP	cyclic guanosine monophosphate	環状グアノシン一リン酸
CINV	chemotherapy-induced nausea and vomiting	化学療法誘発性悪心・嘔吐
CIPN	chemotherapy-induced peripheral neuropathy	がん化学療法誘発性末梢神経障害
CISNE	Clinical Index of Stable Febrile Neutropenia	
CNS	coagulase negative Staphylococci	コアグラーゼ陰性ブドウ球菌
COX	cyclooxygenase	シクロオキシゲナーゼ
CTCAE	Common Terminology Criteria for Adverse Events	有害事象共有用語基準
CTR-CVT	cancer therapy-related cardiovascular toxicity	がん治療関連心血管毒性
CTRCD	cancer therapy-related cardiac dysfunction	がん治療関連心機能障害
DIC	disseminated intravascular coagulation	播種性血管内凝固症候群
DILI	drug-induced liver injury	薬物性肝障害
ECOG	Eastern Cooperative Oncology Group	米国東海岸癌臨床試験グループ
EGFR	epidermal growth factor	上皮成長因子受容体
ESMO	European Society for Medical Oncology	欧州臨床腫瘍学会
FN	febrile neutropenia	発熱性好中球減少症
FPS	Faces Pain Scale	
FRS	Face Rating Scale	

FTU	finger tip unit	
G-CSF	granulocyte-colony stimulating factor	顆粒球コロニー形成刺激因子
HBV	hepatitis B virus	B 型肝炎ウイルス
HCV	hepatitis C virus	C 型肝炎ウイルス
HER2	human epidermal growth Factor receptor type2	ヒト上皮細胞増殖因子受容体 2
HIT	heparin-induced thrombocytopenia	ヘパリン起因性血小板減少症
IDSA	Infectious Diseases Society of America	米国感染症学会
IIP	idiopathic interstitial pneumonia	特発性間質性肺炎
irAE	immune-related adverse events	免疫関連有害事象
ITP	idiopathic thrombocytopenic purpura	特発性血小板減少性紫斑病
JCOG	Japan Clinical Oncology Group	日本臨床腫瘍研究グループ
JSMO	Japanese Society of Medical Oncology	日本臨床腫瘍学会
KDIGO	Kidney Disease Improving Global Outcomes	
KPS	Karnofsky performance status	
MASCC	Multinational Association of Supportive Care in Cancer	国際がんサポーティブケア学会
MDS	myelodysplastic syndromes	骨髄異形成症候群
MMAS-4	Morisky Medication Adherence Scale 4	
MRCP	mrcholangiopancreatography	MR 胆管膵管画像
MRSA	Methicillin-resistant Staphylococcus aureus	メチシリン耐性黄色ブドウ球菌
MRSE	Staphylococcus epidermidis	表皮ブドウ球菌
MSS	microsatellite stability	
MSW	medical social worker	メディカルソーシャルワーカー
mTOR	mechanistic target of rapamycin	

NASH	non-alcoholic steatohepatitis	非アルコール性脂肪肝炎
NCCN	National Comprehensive Cancer Network	全米総合がんネットワーク
NRS	Numerical Rating Scale	数値的評価スケール
ORR	overall response rate	奏効率
OS	overall survival	全生存期間
PCP	pneumocystis pneumonia	ニューモシスチス肺炎
PD	progressive disease	進行性障害
PG	prostaglandin	プロスタグランジン
PHN	postherpetic neuralgia	帯状疱疹後神経痛
PICC	peripherally inserted central venous catheter	末梢挿入型中心静脈カテーテル
PRES	posterior reversible encephalopathy syndrome	可逆性後部白質脳症
PS	performance status	
QOL	quality of life	生活の質
RET	rearranged during transfection	
sGC	soluble guanylyl cyclase	可溶性グアニル酸シクラーゼ
SNS	Stevens-Johnson syndrome	スティーブンス・ジョンソン症候群
TDM	therapeutic drug monitoring	治療薬物モニタリング
TEN	toxic epidermal necrolysis	中毒性表皮壊死症
TPN	total parenteral nutrition	中心静脈栄養
VAS	Visual Analogue Scale	
VEGF	vascular endothelial growth factor	血管内皮増殖因子
VRS	Verbal Rating Scale	
VTE	venous thrombosis	静脈血栓塞栓症

1章 症状アセスメントに必要な
基礎知識

2章 症状アセスメントの実際
がんのエキスパートの思考と対応方法を学ぶ

3章 薬薬連携・医薬連携の実際
がん専門資格を有する薬局薬剤師の思考と
対応方法を学ぶ

column

1章 症状アセスメントに必要な基礎知識

1 患者からの情報収集・副作用/疼痛評価方法のポイント

患者から情報を引き出して副作用重症度評価を行う

　がん薬物療法の副作用は多種多様である。副作用は血液検査で判断する項目と患者の症状から判断する項目がある。後者は非血液毒性と言われ，悪心・嘔吐，下痢，末梢神経障害などがある。非血液毒性は患者から症状を聞き出し，その重症度を評価する必要がある[1]。末梢神経障害や手足症候群は，患者の生活への影響を評価する。例えば，CTCAEの手掌・足底発赤知覚不全症候群の項目では，Grade2は身の回り以外の日常生活動作の制限があるか，Grade3は身の回りの日常生活動作の制限があるか，を患者から聞き出して評価する必要がある。そして，副作用重症度がGrade2であればがん薬物療法は休薬し，Grade3以上であればがん薬物療法は休薬し次回1段階減量して再開するのが一般的である。副作用重症度によって，がん薬物療法の治療継続が判断される。このため，適切ながん薬物療法を実施するうえで副作用の重症度評価は重要である。

　薬剤師は薬剤の情報を患者に伝える役割を担っている。その情報のベクトルは薬剤師→患者であるが，副作用の重症度評価については患者→薬剤師というベクトルになる。このため，薬剤師はいかに患者から副作用に関する情報を引き出すかがポイントとなる。患者から情報を引き出すために，最初の質問はオープンクエスチョンで患者が困っている症状を把握する。例えば，「前回の治療から今日まで困ったことはありませんでしたか？」というように副作用を特定せずに質問する。次にクローズドクエスチョンで，現在投与している抗がん薬の副作用に関する確認すべき症状に焦点

を絞って質問していく。例えば，イリノテカンを含むレジメンを投与している場合であれば下痢の症状を評価する必要がある。CTCAEの下痢の重症度評価はベースラインと比較した排便回数が基準となるので，排便回数や止瀉薬の使用状況を患者から聞き出す。このようにスキルに基づいて患者から情報を引き出し，副作用の重症度評価を行うことが重要である。

主 観的な痛みを客観的に評価する

がん薬物療法と並行して疼痛緩和治療も重要となる。疼痛緩和治療においては，患者による主観的な痛みの訴えを評価する必要がある。痛みを評価する方法はNRS，VRS，VAS，FPSがある（p.9参照）[2]。主観的な痛みをこれらの評価方法を用いて客観的に評価し，鎮痛薬の効果を判断し用量調節に生かす。当然，痛みの評価は鎮痛薬の投与前から行う必要がある。また，NRSなどの値自体が重要ではなく，鎮痛薬の投与前から投与後にNRSがどのように変化したかがポイントである。痛みの評価は特定の職種だけが行える業務ではないので，医師・薬剤師・看護師などのチームで適切な評価ができるような体制を構築していくことが重要である。

患 者からの情報収集時にはOPQRSTを意識する

OPQRSTは系統的な問診を行うための問診ツールである。薬剤師は抗がん薬といえば副作用と安易に決めつけがちであるが，そもそも患者の症状は抗がん薬の副作用による症状とは限らない。例えば，カペシタビン内服中の患者が下痢になったと聞くと，カペシタビンによる副作用だと考えてしまうが，同時に発熱があれば感染性の下痢である可能性が高い。また，カペシタビンの休薬中の下痢であれば，カペシタビンによる副作用とは考えにくい。

OPQRSTは表1の項目から成り立っている。

表1 OPQRST

O (onset)	発症様式
P (palliative/provocative factor)	増悪因子/寛解因子
Q (quality/quantity)	性質
R (region/radiation / related symptom)	場所/広がり/関連症状
S (severity/associated symptom)	強さ/随伴症状
T (temporal characteristics)	時間経過/日内変動

　OPQRSTの項目をみると，いつ症状が発現したか，その症状はどのような性質か，その症状はどの部位に発現しているか，どのような強さかなど，患者の症状を詳しく聞き出すツールの1つであることがわかる。難解なことではなく，当たり前のツールであると考えて積極的に活用することが重要である。以上のように薬剤師が適切な薬物療法を提供するためには，患者の症状や痛みの状態を聞き出し，評価する必要がある。処方箋を見るだけでなく，患者と向き合い本人からの情報を引き出すことにより，薬物療法全体の質は向上すると筆者は考える。

引用文献

1) YAKUGAKU ZASSHI, 143: 217-221, 2023.

2) 日本緩和医療学会 編: がん疼痛の薬物療法に関するガイドライン2020年版 第3版, p.36, 金原出版, 2020.

1章 症状アセスメントに必要な基礎知識

2 PS について

PS とは

PS は，患者の全身状態を評価するもので，治療を行ううえでの判断材料となる（表1）[1,2]。PS は，米国東海岸癌臨床試験グループ（ECOG）が提唱し，患者の日常生活動作を5段階のスコアに分けて表現したものである。ほかにも KPS[1] という評価基準がある。

PS の評価は，治療可能か治療変更するかという治療方針に影響を与える。殺細胞性の抗がん薬は，がん細胞に効果を発揮するだけではなく，正常な細胞にも影響を与えるため，PS がよくなければ，治療効果よりも薬による有害事象を起こす可能性が高くなる。従って，安全な化学療法を行うためにも，治療開始前に PS 評価を行うことが重要となる。

表1 ECOG の PS の日本語訳

Score	定義
0	まったく問題なく活動できる。 発病前と同じ日常生活が制限なく行える。
1	肉体的に激しい活動は制限されるが，歩行可能で，軽作業や座位での作業は行うことができる。 例；軽い家事，事務作業
2	歩行可能で自分の身の回りのことはすべて可能だが作業はできない。 日中の50％以上はベッド外で過ごす。
3	限られた自分の身の回りのことしかできない。 日中の50％以上をベッドか椅子で過ごす。
4	まったく動けない。 自分の身の回りのことはまったくできない。 完全にベッドか椅子で過ごす。

文献1, 2) を参考として作成

5

治療開始のPSの目安

一般にPS0〜2の患者に対し治療を行うが，薬剤の種類（分子標的薬など）や患者の年齢（高齢者など）によっても，治療適応となるPSの範囲は異なる。PS4の患者は緩和医療が中心となることが多い[3]。日本臨床腫瘍研究グループ（JCOG）の臨床試験でレジメン登録された治療は，プロトコールに準じたPSの患者を対象とする。

PSのスコア評価方法

PSのスコアを決めるには，患者が回答しやすいように具体的な表現で質問することが重要となる。回答内容は評価の目安となる（表2）。

「病気になる前と同じ生活ができていますか？」→PS0の目安

「家事をすることは問題ないですか？」「デスクワークは可能ですか？」
→PS1の目安

「入浴やトイレなど身の回りのこと（表2）で困ることはないですか？」
→PS2の目安

「日中の大半は横になっているか座って過ごすことが多いですか？」
→PS3の目安

※PS4の場合は，面談時の患者の状態をみることで判断がつく場合がある。

表2　平成13年社会生活基本調査　生活行動の種類と内容例示

身の回りの用事	洗顔，入浴，トイレ，身じたく，着替え，化粧，整髪，ひげそり，理・美容室でのパーマ・カット

文献4）を参考として作成

PSの評価は，治療を開始するにあたり，その治療を行うことが適切か正しく評価するための指標だけではなく，医師への助言の1つとしても活用できる。

引用文献

1) Common Toxicity Criteria, Version2.0 Publish Date April 30, 1999.
   http://ctep.cancer.gov/protocolDevelopment/electronic_applications/docs/ctcv20_4-30-992.pdf(2024年9月29日閲覧)
2) JCOG：National Cancer Institute − Common Toxicity Criteria（NCI-CTC Version 2.0, April 30, 1999）～日本語訳 JCOG版-第2版～ https://jcog.jp/assets/C_150_0011.pdf（2024年9月29日閲覧）
3) 西日本がん研究機構 編：患者のためのガイドブック よくわかる肺がんQ＆A 第4版, 金原出版, 2014.
4) 総務省統計局：平成13年社会生活基本調査　生活行動の種類と内容例示
   https://www.stat.go.jp/data/shakai/2001/kodobua.html（2024年9月29日閲覧）

1章 症状アセスメントに必要な基礎知識

3 客観的指標（CTCAE, NRSなど）の概念と使用意義

客観的指標とは

　客観的指標は，患者の現在の状態や症状・検査値など，観察や測定によって得られる指標である。日本医療・病院管理学会は，医療を行ううえで重要なのは，「有効性，安全性，患者中心，適時性，効率性，公平性」であると述べている。医師による主観的な評価で治療を行うよりも，数値的な客観的指標を軸とすることが医療の質の向上につながる。

CTCAE

　CTCAEは医療において主に用いられている客観的指標の1つである。CTCAEは有害事象共通用語規準といい，世界共通で使用されることを意図して作成された有害事象（AE）に関する評価規準である[1]。AEは，治療や処置に際して観察される，あらゆる好ましくない・意図しない徴候，症状，疾患であり，治療や処置との因果関係は問われていない。CTCAEは，表1の原則に従って重症度をスケール（Grade1～5）として定義しており，各患者の重症度を客観的に評価することができる。

　CTCAEを用いることで治療の効果についても検査値から確認でき，治療を妨げる副作用を評価するだけでなく，治療を達成するうえでも重要な指標となる。最近では患者の自己評価システムツールとしてPRO-CTCAEも提唱されており，医療者の客観的指標だけでなく患者からの指標も加わることでより正確な治療の達成につなげることが期待される。

表1 CTCAE のスケール

スケール	定義
Grade 1	軽症；症状がない，または軽度の症状がある；臨床所見または検査所見のみ；治療を要さない
Grade 2	中等症；最小限／局所的／非侵襲的治療を要する；年齢相応の身の回り以外の日常生活動作の制限
Grade 3	重症または医学的に重大であるが，ただちに生命を脅かすものではない；入院または入院期間の延長を要する；身の回りの日常生活動作の制限
Grade 4	生命を脅かす；緊急処置を要する
Grade 5	AE による死亡

；は「または」を意味する

文献1) を基に作成

痛みの評価

　CTCAE 以外の客観的指標として，患者が感じた痛みの指標である NRS がある[2]。痛みは個人によってもとらえ方や表現の仕方が違い，多職種が客観的に評価し共通認識とすることが困難である。NRS は患者が感じる痛みを数値化したものであるため，多職種が共通して患者の痛みを認識することができるようになる。

　NRS は，痛みを11段階に分けて評価する。そのため，痛みの感じ方について患者に質問する必要がある。一般的には「今まで経験した一番強い痛みを10としたときの痛さ」という聞き方をする。それぞれの数字がどのくらいの痛みを表すのかを伝えることも重要になる。

　まったく痛みがない場合は"0"，軽い痛みの場合は"1〜3"，中程度の痛みの場合は"4〜6"，強い痛みの場合は"7〜10"といったように大幅な目安を患者にも伝えておくことで，より痛みの数値化にイメージが湧きやすくなる。

　痛みをうまく表現できない子どもや，認知症を有する患者など，NRS では痛みの程度がわからない患者もいる。この場合は，痛みの程度を印でつける VAS，痛みを言葉で表す VRS，痛みの程度を顔の表情で表す FRS が用

いられる（図1）[3]。患者の状況や年齢に合わせて，痛みの指標を変更するとよい。

図1 痛みの評価指標

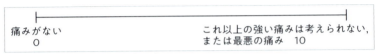

a 視覚的アナログスケール（VAS）

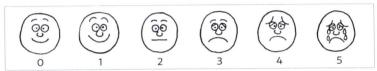

b 言語式評価スケール（VRS）

c 表情尺度スケール（FRS）

文献3）を基に作成

　客観的指標については上記以外にもさまざまなものがあるが，本項では主に筆者の施設で使用しているものを紹介した。抗がん薬を用いた治療においては，がんによる病態・疼痛，抗がん薬・支持療法薬による副作用などさまざまな因子が交絡する。患者の治療をよりよいものにするため，また医療の質を向上させるためにも，他職種とも情報共有しやすい客観的指標を用いた症状の評価が重要である。

引用文献

1) 日本臨床腫瘍研究グループ：有害事象共通用語基準v5.0日本語訳JCOG版. https://jcog.jp/assets/CTCAEv5J_20220901_v25_1.pdf（2024年9月29日閲覧）
2) 日本臨床腫瘍研究グループ：NCI- PRO-CTCAE® ITEMS-Item Library Version 1.0. JAPANESE. https://jcog.jp/assets/pro-ctcae_japanese.pdf（2024年9月29日閲覧）
3) 厚生労働省研究班：痛みの教育コンテンツ. https://mhlw-grants.niph.go.jp/system/files/2013/133141/201323003A/201323003A0002.pdf（2024年9月29日閲覧）

1章 症状アセスメントに必要な基礎知識

4 血液検査を読み解くための基礎知識

はじめに

がん治療にかかわるうえで，経過を観察したり，副作用の状況を判断したりするために血液検査の解釈について理解する必要がある。本項では血液検査項目のうち，血球や腎機能，肝機能の評価の基準となる代表的な検査値について解説する。

血球化学検査の臨床的意義

白血球（WBC）（基準値3,300～9,000/μL）
- 形態と分画の検査は炎症や血液系悪性腫瘍の鑑別の一助となる。

※乳児～幼児では成人より高値を示す

血色素量（Hb）（基準値 男性：13.5～17.5/dL，女性：11.5～15.0/dL）
- 貧血の程度，血液疾患のスクリーニング検査に用いる。

血小板（Plt）（基準値14.0～34.0×10^4/μL）
- 出血傾向の把握，肝臓の線維化の程度を表す。

骨髄抑制とは
- 化学療法や放射線治療により骨髄の働きが低下し，白血球，赤血球，血小板などの生産機能が阻害され血液細胞の数が減少することをいう（表1）。

表1 骨髄抑制の症状や発現時期と対応方法

	骨髄抑制の時期	値低下時の症状	低下時の対応
白血球 (WBC)	1〜2週間	発熱，悪寒，咳，口内炎，排尿時痛	好中球数<500〜1,000/μL でG-CSF製剤投与
ヘモグロビン (Hb)	2週間〜1カ月	貧血症状（めまい，息切れ，疲労感）	7g/dL以下が赤血球輸血の目安
血小板 (Plt)	2〜3週間	出血傾向（あざ，鼻血，歯茎の出血）	20,000/μL以下が血小板輸血の目安

肝 機能に関する主な検査値と臨床的意義

主な検査値（表2）

表2 肝機能に関する主な検査値

	検査値	基準値	臨床的意義	補足
逸脱酵素	AST	5〜45U/L	肝細胞の破壊に伴い血中に逸脱する酵素	心筋，骨格筋，赤血球にも存在
	ALT	10〜40U/L	肝細胞障害を反映し上昇	肝臓に特異的（肝臓以外の臓器の分布が少ない）
胆道系酵素	ALP	38〜113U/L	肝・胆道系疾患や薬剤性肝障害，骨疾患，妊娠などで上昇	肝臓，骨，胎盤に多く存在
	γ-GTP	30〜70U/L	胆汁うっ滞や胆管細胞の破壊で血中に漏出。アルコール性，薬剤性肝障害で上昇	多くの臓器に分布。血清中の値は肝臓に由来
色素	T-Bil	0.2〜1.2mg/dL	肝・胆道系疾患や薬剤性肝障害，黄疸で上昇	赤血球に含まれるヘモグロビンの代謝産物

ALP：アルカリホスファターゼ，T-Bil：総ビリルビン

肝機能障害のタイプと検査所見の特徴

・肝細胞障害型：AST・ALTが上昇。ALPは軽度〜中等度上昇（基準値上限の2倍を超えない）。

※多くは無症状だが，起因薬剤を継続した場合肝不全に至り，黄疸が発現する

- 胆汁うっ滞型：ALPが基準値2倍以上に上昇，γ-GTP，T-Bil上昇。AST・ALTは軽度上昇（基準値上限の2倍を超えない）。
- 混合型：AST・ALT，ALPが基準値上限の2倍を超える上昇。

※胆汁うっ滞，混合型は，黄疸症状や皮膚掻痒感が目立つ

腎 機能に関する主な検査値と臨床的意義

主な検査値（表3）

表3 腎機能に関する主な検査値

検査値	基準値	臨床意義
クレアチニン（Cr）	男性 0.61～1.04 mg/dL	筋肉内でクレアチンから産生 ※Cr産生量は筋肉量に比例
	女性 0.47～0.79 mg/dL	糸球体濾過着尿細管で再吸収されず尿中に排泄
血中尿素窒素（BUN）	8.0～20.0 mg/dL	血中の尿素に含まれる窒素量を測定
		糸球体路過後一部尿細管で再吸収され，ほとんど尿中に排泄

日常診療での腎機能の検討

- CCrの計算式：Cockcroft and Gault式から算出する。

Cockcroft and Gault式：CCr [mL/分] =〔(140－年齢×体重 [kg]（女性は×0.85)〕/〔72×血清Cr [mg/dL]〕

- 推定糸球体濾過量（eGFR）：Cr，患者の年齢，性別から糸球体濾過量を推定する。

eGFR [mL/分/1.73 m²] = 194×年齢$^{(-0.287)}$×Cr$^{(-1.094)}$（女性は×0.739）

※血清Cr値は筋肉量が多い人は高値，女性や高齢者，長期臥床者は低値を示すため，腎機能の過大評価に注意する必要がある。

症例

60歳代女性　胃がん術後（ティーエスワン®）開始時CCrの検査値40mL/分 体表面積1.45㎡

- 成分中のギメラシルは腎排泄型である。腎障害時にギメラシルのクリアランスが低下するため，血中フルオロウラシルの濃度が上昇し，骨髄抑制の副作用が強く出る可能性がある。適正使用ガイドラインから体表面積1.45 m² の初回投与量は100 mg/day であるが，60 > CCr ≧ 30では原則として1段階以上の減量が望ましいと記載がある。このため，1段階減量の80 mg/day を提案する。

引用文献

1) 木村 聡 監編：臨床検査値ハンドブック 第4版，じほう，2022．
2) Canadian Cancer Society: Low blood cell counts 2023. https://cancer.ca/en/treatments/side-effects/low-blood-cell-counts（2024年10月6日閲覧）
3) Int J Lab Hematol, 40: 107-114, 2018.
4) Int J Lab Hematol, 42: 237-245, 2020.
5) Int J Lab Hematol, 36: 279-288, 2014.
6) Medicina, 59: 279-284, 2022.
7) Lancet Oncol, 20: e200-e207, 2019.
8) Palliative Care Research, 8: 273-279, 2013.
9) 厚生労働省：血液製剤の使用指針（平成17年9月改正）. https://www.mhlw.go.jp/newinfo/kobetu/iyaku/kenketsugo/5tekisei3b.html（2024年10月6日閲覧）

1章 症状アセスメントに必要な基礎知識

5 抗がん薬の副作用と免疫チェックポイント阻害薬のirAEについて

抗がん薬の副作用

殺細胞性抗がん薬の副作用（図1）

殺細胞性抗がん薬の副作用には，治療直後に現れるアレルギー反応，治療から1〜2週間程度の期間にみられる吐き気や食欲低下，だるさ，口内炎，便秘，下痢などの症状，2週間以降からみられる脱毛や手足のしびれ，皮膚の異常（色素沈着や乾燥）などの症状がある。また，採血をしなければわからない副作用として，肝機能障害や腎機能障害，骨髄抑制（白血球減少や血小板減少，貧血など）がある。

図1 殺細胞性抗がん薬の副作用発現時期の目安

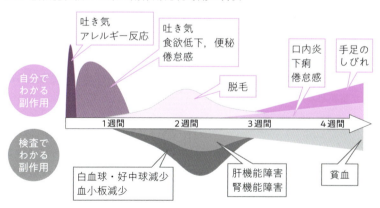

文献1）を基に作成

分子標的薬の副作用

分子標的薬には、「小分子化合物」と「抗体薬」の2種類がある。小分子化合物は標的とされたタンパク質だけでなく、それ以外のタンパク質にも影響を及ぼすことがあるため、皮膚の症状や薬剤性肺炎、下痢、肝機能障害、高血圧など、さまざまな副作用が現れることがある。どのような副作用がいつごろ出現しやすいかは、薬剤ごとに特徴が異なる。

抗体薬には、「抗上皮成長因子受容体抗体」や「抗HER2抗体薬」などがあり、治療の初期（多くは初回）に高熱、関節痛、息苦しさなどがみられることがある（これを「インフュージョンリアクション」という）。

免疫チェックポイント阻害薬のirAE（表1）[2]

irAEとは免疫関連有害事象のことで、主に免疫チェックポイント阻害薬の投与により引き起こされる副作用を指す。irAEは過剰な自己免疫反応による副作用と考えられており、消化器、呼吸器、甲状腺、下垂体などさまざまな臓器に及び、従来の殺細胞性抗がん薬や分子標的薬の副作用とは大きく異なる。速やかに治療を行うことでirAEをコントロールすることが可能であるが、重症例や死亡例も報告されていることから、できるだけ早く発見し、早期に治療を開始する必要がある。2021年に発表された米国臨床腫瘍学会（ASCO）のirAEガイドライン[3]では管理のポイントとして、「免疫チェックポイント阻害剤の治療開始前に患者や家族に対して、起こりうるirAEとその自覚症状を十分に説明すること」を挙げており、患者への指導が重要となる。

表1 代表的な irAE

臓器	有害事象の種類	主な症状
皮膚	皮膚障害	皮膚が赤くなる，かゆみ，水ぶくれ，くちびるなどのただれ，目脂
肝臓	肝機能障害，肝炎	だるい，元気が出ない
腎臓	腎機能障害	尿が少ない，だるい
血液	血小板減少性紫斑病，貧血，無顆粒球症など	青あざができる，鼻血が出やすい，顔色が悪い，だるい，息切れがする
呼吸器	間質性肺炎	息苦しさ，咳，発熱
消化器	大腸炎	下痢，血便，吐き気，嘔吐
	膵炎	発熱，腹痛
神経・筋骨格系	筋炎，重症筋無力症，横紋筋融解症	力が入りにくい，瞼が下がる，筋肉が痛む
	ギラン・バレー症候群	手足のしびれ，力が入りにくい
	脳炎，髄膜炎	発熱，ぼーっとする，頭痛，意識が薄れる
代謝・内分泌	1型糖尿病	のどが渇く，水を多く飲む，尿が多い，だるい
	甲状腺機能障害（亢進症，低下症）	だるい，食欲がない，吐き気，動悸，むくみ
	下垂体機能障害	だるい，食欲がない，吐き気，うとうとする
	副腎皮質機能障害	だるい，食欲がない，吐き気，うとうとする

文献2) を参考として作成

引用文献

1) 西條長宏，ほか 編：インフォームドコンセントのための図説シリーズ 肺がん 改訂3版，p.139，医薬ジャーナル社，2009.
2) 厚生労働省：免疫チェックポイント阻害薬による免疫関連有害事象対策マニュアル．
https://www.pmda.go.jp/files/000245271.pdf（2024年10月18日閲覧）
3) J Clin Oncol. 39(36): 4073-4126, 2021.

2章 症状アセスメントの実際

がんのエキスパートの思考と対応方法を学ぶ

1 悪心・嘔吐

- がん薬物療法に伴う悪心・嘔吐（CINV）は，がん薬物療法において患者が苦痛に感じる代表的な副作用であり，CINVのコントロールは治療継続において極めて重要である。
- CINVは発現時期や状態が異なり，発現機序や背景を考慮した制吐療法の選択が求められる。
- 使用する薬物療法の種類や組み合わせにより催吐性リスクは異なる。
- 患者ごとに催吐性リスクを考慮する必要がある。

症例提示

Case 1：Aさん　30歳代　女性

既往歴

・なし

現病歴

・腹痛を自覚して受診し，S状結腸がんと診断された。腹腔鏡下S状結腸切除術を施行した。その後，肝転移を認め，腹腔鏡下肝部分切除術を施行した。

・フォローアップのCTにてリンパ節転移を認め，手術不能と診断され全身薬物療法の適応となった（RAS/BRAF野生型，HER2未測定，MSS）。

・一次治療としてmFOLFOX6＋Cmab併用療法（5FU＋オキサリプラチン＋セツキシマブ）の導入となった。

18

> **患者主訴**
> **mFOLFOX6＋Cmab療法1サイクル目 day0**
> 「副作用が不安です。特に吐き気と皮疹が心配です。吐き気はどれくらい出ますか？」

検査所見（一部抜粋）

項目	測定値	施設基準
好中球 [/μL]	3,560	1,271-6,923
血小板数 [/μL]	290,000	158,000-348,000
Hgb [g/dL]	10.8	11.6-14.8
HbA1c [%]	5.2	4.9-6.0
T-Bil [mg/dL]	0.4	0.4-1.5
AST [U/L]	21	13-30
ALT [U/L]	17	10-42
血清Cr [mg/dL]	0.41※	0.46-0.79

※CCr：173.5 mL/min

処方情報

Rp					
1)	メトクロプラミド錠5mg	1日3回 毎食後	1回1錠	吐き気時のみ	7日分
2)	デキサメタゾン錠4mg	1日1回 朝食後	1回1錠	2日目, 3日目	2日分

患者主訴と処方情報から注目すべきポイントを押さえよう

新人薬剤師

30歳代と若い女性の患者です。初めてのがん薬物療法で不安が強いようです。

がん専門薬剤師

そうですね。がん薬物療法導入の際は、患者に合わせた最適な制吐療法の選択が求められます。そのためには、標準的な制吐療法について知っておく必要がありますね（表1, 2）。
抗がん薬の種類や投与量、組み合わせにより催吐性リスクが異なるので整理しておきましょう（表3）。各リスク分類は最新の制吐薬適正使用ガイドライン[1]を確認すればわかりますが、よく使用される薬剤を覚えておくと一部中止となった際の制吐薬についても考えられるので便利ですよ。
抗がん薬によって悪心・嘔吐が起こるメカニズムも知っておく必要があります（表4）。

Check Point

- CINVは発現時期により急性期、遅発期、突出性、予期性に分類される。
- 治療関連因子や使用レジメンにより催吐性リスクは異なる。
- 催吐性リスクは、制吐薬の予防的投与なしでの各種抗がん薬投与後24時間以内に発現するCINVの割合で分類されている。
- 患者背景因子を考慮し、作用機序の異なる制吐薬を組み合わせて制吐療法を過不足なく提供する。
- 既往歴や併用薬剤との相互作用を確認する。

制吐療法のポイント

吐性リスクと薬剤の選択

表1 催吐性リスクごとの制吐療法

	5-HT₃受容体拮抗薬	NK₁受容体拮抗薬	デキサメタゾン	オランザピン
高度催吐性リスク	●	●	●	●
中等度催吐性リスク	●	○	●	
軽度催吐性リスク	○		○	

●:必須,○:選択

文献1)を参考として作成

表2 悪心・嘔吐に対する主な治療薬

分類	薬剤名	剤形	薬物相互作用	主な副作用	備考
副腎皮質ステロイド	デキサメタゾン	注射剤・錠剤	CYP3A4	不眠,高血糖,消化性潰瘍,眼圧上昇,離脱症状(脱力感など),B型肝炎の再活性化	・最大用量 16.5 mg ・デキサメタゾン 3.3 mg/mL =リン酸デキサメタゾン 4 mg/mL
5-HT₃受容体拮抗薬	グラニセトロン	注射剤・錠剤	セロトニン作用薬	便秘,頭痛	第一世代
	パロノセトロン	注射剤	-	便秘,頭痛	第二世代
NK₁受容体拮抗薬	アプレピタント	カプセル剤	CYP3A4, CYP2C9	便秘	内服と点滴で効果は同じ
	ホスアプレピタント	注射剤	CYP3A4, CYP2C9	便秘,血管痛	配合変化注意
	ホスネツピタント	注射剤	CYP3A	便秘	作用時間長い

(次ページにつづく)

（前ページからつづく）

ドパミン (D₂) 受容体拮抗薬	ドンペリドン	錠剤・坐剤	CYP3A, (錠剤) 制酸薬	—	中枢移行性：プロクロルペラジン ＞メトクロプラミド ＞ドンペリドン
	メトクロプラミド	注射剤・錠剤・液剤	—	錐体外路症状	
	プロクロルペラジン	錠剤	—	錐体外路症状	
	クロルプロマジン	注射剤・錠剤	—	錐体外路症状	
MARTA	オランザピン	錠剤・細粒剤	CYP1A2	高血糖, 眠気, ふらつき	糖尿病は禁忌
ベンゾジアゼピン系抗不安薬	ロラゼパム	錠剤		眠気, ふらつき	閉塞隔角緑内障は禁忌 適応なし
	アルプラゾラム	錠剤	CYP3A	眠気, ふらつき	閉塞隔角緑内障は禁忌 適応なし
ヒスタミン (H₁) 受容体拮抗薬	クロルフェニラミン	注射剤・錠剤・散剤	—	眠気, 抗コリン作用	適応なし

MARTA：多元受容体作用抗精神病薬　　　　　　　　　文献1) を参考として作成

表3　催吐性リスク分類の一例

	注射抗がん薬	経口抗がん薬
高度催吐性リスク high emetic risk （催吐割合90％＜）	AC療法 EC療法 イホスファミド（2,000mg/m²/回≦） エピルビシン（90mg/m²≦） シクロホスファミド（1,500mg/m²≦） シスプラチン ストレプトゾシン ダカルバジン ドキソルビシン（60mg/m²≦） メルファラン（140mg/m²）	プロカルバジン

（次ページにつづく）

（前ページからつづく）

中等度催吐性リスク moderate emetic risk （催吐割合30～90％）	イホスファミド（＜2,000 mg/m²/回） エピルビシン（＜90 mg/m²） カルボプラチン（AUC≧4で高度催吐性リスクに準じる） シクロホスファミド（＜1,500 mg/m²） ドキソルビシン（＜60 mg/m²） メルファラン（＜140 mg/m²）　など	イマチニブ オラパリブ シクロホスファミド セリチニブ トリフルリジン・チピラシル ニラパリブ レンバチニブ　など

文献1）を参考として作成

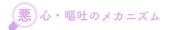

悪心・嘔吐のメカニズム

表4 抗がん薬による悪心・嘔吐が生じるメカニズム

a 嘔吐刺激の伝達経路

		刺激の要因
延髄の 嘔吐中枢	大脳皮質	頭蓋内圧亢進，腫瘍，血管病変，精神・感情など
	化学受容体	代謝物，ホルモン，薬物，毒素など
	前庭器	姿勢，回転運動，前庭病変など
	末梢	咽頭-消化管・心臓・腹部臓器などの機械受容体，消化管などの化学受容体

b 神経伝達物質と化学受容体の関係

	神経伝達物質	化学受容体	
化学受容体 引金帯	サブスタンスP	NK₁受容体	延髄嘔吐中枢刺激
	セロトニン	5-HT₃受容体	
	ドパミン	ドパミン（D₂）受容体	
	直接細胞障害		
消化管	セロトニン	5-HT₃受容体	
	サブスタンスP	NK₁受容体	
	直接細胞刺激		

神経伝達物質が化学受容体に結合し，延髄嘔吐中枢刺激となって悪心・嘔吐を誘発する。

文献1）を参考として作成

要因を推測しよう

治療関連因子として何が挙げられますか？

初めてのがん薬物療法なので、過去の制吐療法の効果は当てはまりません。また、放射線治療は併用しないため、今回の治療関連因子は催吐性リスクの一番高いオキサリプラチンの中等度催吐性リスクと考えます。

そうですね。実際の現場ではレジメンとして標準制吐療法が組み込まれており、クリニカルパスとしてレジメンごとに使用する制吐療法を整備し、薬剤の選択間違いを防ぐ工夫がされています。それらに患者関連因子を考慮して薬剤の選択を行っていきます。

NCCNガイドライン2023 ver.2[2)]では制吐療法の効果に影響を及ぼす患者関連因子が挙げられています（表5）。

複数の要因から原因を特定するためのポイント

表5 制吐療法の効果に影響を及ぼす因子

治療関連因子
・がん薬物療法に伴うもの：抗がん薬の種類，投与量
・放射線治療に伴うもの：照射野

患者関連因子	
・若年	・女性
・飲酒習慣なし	・強い不安
・乗り物酔いや妊娠悪阻の経験	
・前治療サイクルにおける悪心・嘔吐の経験	
・悪心の発現が高く予想されること	

文献2) を基に作成

症例から必要な情報を把握しよう

治療開始前のリスクアセスメントは重要です。患者関連因子の聴取を行っていきましょう。

問診

吐き気の出やすさの目安になるので, 何点か質問しますね。普段お酒は飲みますか？ 乗り物酔いはしやすいですか？

Aさん
体質もあってお酒は飲みません。バスなどで乗り物酔いをします。

妊娠時に悪阻はありましたか？ また, 日常で吐き気はありますか？

悪阻はひどかったです。普段吐き気はありません。

今回の症例では若年, 女性, 飲酒習慣なし, 乗り物酔い経験あり, 妊娠悪阻経験あり, 強い不安感ありと, 患者関連因子に当てはまる項目が多く, 悪心の発現が高く予測されます。

では, どのように考えますか？

正解はないですが, 5-HT$_3$受容体拮抗薬+NK$_1$受容体拮抗薬+デキサメタゾンの3剤併用にオランザピンを使用できるよう準備しておくのがよいと考えます。

中等度催吐性リスクのなかで高リスクの場合の制吐療法に, オプションとしてオランザピンを追加するということですね。今回はオキサリプラチンを含む患者関連因子のハイリスク症例なので, この選択は妥当と考えます[3]。また, 制吐薬適正使用ガイドラインでは

中等度催吐性リスクの制吐薬3剤併用へのオランザピンの追加は弱い推奨となっています[1]。さらに最近の報告では，オランザピンを追加することで悪心・嘔吐の抑制効果が高まったという報告もあるんですよ[4]。

 中等度催吐性リスクは30〜90%と催吐割合の幅が広く，カルボプラチンのAUC≧4などはNK₁受容体拮抗薬を加えた3剤併用が推奨されています[1]。

アセスメントのポイント

- 治療開始前の悪心・嘔吐の有無（表3）を確認しておく。例えば，胃がんはほかのがん種と比較して疾患そのもので悪心・嘔吐の発現頻度が多い。胃摘出術を行っている患者は胃切除症候群としてダンピング症状，ビタミンB₁₂欠乏による巨赤芽球貧血，少胃症状，逆流性食道炎，グレリン産生減少などが発現する可能性があり，これらの症状は悪心・食欲不振の原因となるため化学療法開始時に評価が必要である（表6）。
- 悪心はCTCAEでのGrade評価（表7）では評価が難しいことがあり，VAS，NRS（p.9参照）などの評価尺度を利用することがある。
- 悪心は患者の主観的な評価であり，医療者から過小評価されやすい点は注意が必要である[5]。

原因

表6 悪心・嘔吐の原因

がん薬物療法に関連しない悪心・嘔吐の原因	前庭機能障害
	脳転移
	電解質異常（高カルシウム，低ナトリウム，低マグネシウム）
	低血糖
	尿毒症
	併用薬剤（オピオイド，SSRI，ジゴキシン，テオフィリン，鉄剤など）
	腸閉塞，腸管蠕動不全（がん性腹膜炎，糖尿病性自律神経障害など）
	心因性要因（不安，予期性悪心・嘔吐）
	栄養剤
	放射線照射

SSRI：選択的セロトニン再取り込み阻害薬

観的評価（評価スケール）

表7 悪心・嘔吐の評価方法（CTCAE v5.0）

用語	Grade1	Grade2	Grade3	Grade4
悪心	摂食習慣に影響のない食欲低下	顕著な体重減少または栄養失調を伴わない経口摂取量の低下	カロリーや水分の経口摂取が不十分；経管栄養/TPN/入院を要する	
嘔吐	治療を要さない	外来での静脈内輸液を要する；内科的治療を要する	経管栄養/TPN/入院を要する	生命を脅かす
具体的回答（例）	食べられるが，少し食欲が落ちた	食べられるが，かなり食欲がない	まったく食べられない	

※ Grade 5（死亡）は割愛　；は「または」を示す　　　　　　　　　　文献6）を基に作成

2章 症状アセスメントの実際

薬剤の特性を理解しよう

NK₁受容体拮抗薬はデキサメタゾンの用量減量を考慮する必要がありますが，具体的にどの程度減量すればよいですか？

NK₁受容体拮抗薬はCYP3A4を軽度〜中等度阻害するため，デキサメタゾンのAUCが増加することが知られています。そのため，中等度催吐性リスクの場合は，注射薬は4.95mg，内服薬は4mgに減量します。また，5-HT₃受容体拮抗薬にパロノセトロンを使用する場合，2〜3日目のデキサメタゾンは省略可能となっています。

NK₁受容体拮抗薬を併用することでデキサメタゾンのAUCが約2倍となるため，50％に減量すると覚えるとよいですね。

薬剤に関するポイント

 意すべき薬剤

- オキサリプラチンは用量毒性の末梢神経障害により治療継続困難のため，中止となることがある。その際，FL（フルオロウラシル＋レボホリナート）＋分子標的薬などで治療が継続されるため，制吐薬の減量を検討する必要がある。これは医療経済の視点からも重要である[7]。
- コルチコステロイドは悪心対策のほかにアレルギー対策で使用されることがある。例えば，パクリタキセルA法ではデキサメタゾン20mgの予防投与が添付文書に記載されており，悪心のコントロールが良好であったとしても減量はできないので注意する。
- 上記のほか，治療薬としてのプレドニゾロンや浮腫予防としてのデキサメタゾンなど，制吐目的以外のステロイドの使用もあるため，使用目的を把握しておく必要がある。

・がん薬物療法の制吐薬としての使用が保険適応外の薬剤もある。

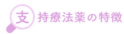 持療法薬の特徴

　予防薬・治療薬として作用機序の異なる制吐薬を組み合わせ，相互作用や既往に応じて選択する。

薬剤師の視点から症状に対処しよう

医師とも協議し，今回のAさんはかなり催吐性リスクが高いため，制吐薬はフルカバーで対応することとなりました。
中等度催吐性リスクの標準制吐療法である5-HT$_3$受容体拮抗薬＋デキサメタゾンにNK$_1$受容体拮抗薬（アプレピタント）を追加し，不安が強いためロラゼパムの投与前日夜および投与直前に投与し，1日目の夜からオランザピン2.5～5mgを準備することとなりました。

予期性悪心の最大の予防は悪心を経験させないことです。悪心が出ないとよいですね。

薬剤師による対処のポイント

 服薬指導

・悪心の好発時期を説明する。
・使用予定薬剤の催吐リスクに対して，標準制吐療法が準備されていることを説明する。
・一部の薬剤は予防的投与のため，悪心がなくても内服することを説明する。
・悪心の発現した時期と程度を記録しておくよう指導する。
・水分や食事摂取不良，嘔吐がある際は必ず連絡するよう指導する。

服薬指導の例

吐き気が心配とのことでしたので，起こりやすい時期やその対策について説明しますね。現在は吐き気対策が進歩しており，吐くことはほとんどありません。ただ個人差も大きいので我慢しないで伝えてください。吐き気止めを予防的に服薬することで，点滴当日に吐き気はほぼ起こらず1週間程度で改善します。アプレピタントとデキサメタゾン，オランザピンは，予防的な吐き気止めです。吐き気がなくてもきちんと飲みましょう。また，今回は安心して治療が受けられるように前日の夜と当日治療前にロラゼパムという薬を飲みましょう。

当日は，吐き気止めが点滴でも入ってきます。オランザピンとロラゼパムは眠気が出やすいので，転倒や車の運転には注意が必要です。ただ，オランザピンの眠気は時間とともに慣れてくるともいわれています[8]。吐き気と眠気のバランスなどを確認していきますので，毎日の経過を日誌に記載し，次回受診時に教えてください。万が一自宅で食事や水分がとれないほどの吐き気が続いたり，嘔吐してしまった場合は必ず病院に連絡してください。

医療スタッフとの連携

・制吐薬の内服アドヒアランスを確認する。
・悪心の発現状況・発現時期を Grade 評価で共有する。
・制吐薬による副作用の症状を確認する。

症例提示

Case 2：Bさん　70歳代　女性

既往歴

・既往歴：2型糖尿病，左乳がん術後，高血圧症

現病歴

- 近医にて糖尿病治療を行っていたが、血糖コントロール不良、体重減少を認めていた。背部痛もあり腹部エコーを行ったところ腫瘤を認め、生検により腺がんと診断された。PET CTにて膵尾部がん、リンパ節転移、肝転移疑いと診断され、全身化学療法の適応となった。
- 一次治療としてGnP併用療法（ゲムシタビン＋ナブパクリタキセル）が開始された。
- day4に嘔吐・経口摂取不良、悪心を主訴として緊急入院となった。

患者主訴

GnP療法1サイクル目 day4

「治療開始の2日目から吐き気が出ました。メトクロプラミドを服用するタイミングがわからずに内服が遅れてしまいました。その後、1日3〜4回吐いていました。」

検査所見（一部抜粋）

項目	測定値	施設基準
好中球 [/μL]	6,420	1,271-6,923
血小板数 [/μL]	174,000	158,000-348,000
Hgb [g/dL]	15.5	11.6-14.8
HbA1c [%]	8.4	4.9-6.0
T-Bil [mg/dL]	1.7	0.4-1.5
AST [U/L]	21	13-30
ALT [U/L]	23	10-42
血清Cr [mg/dL]	0.64※	0.46-0.79
S-K [mmol/L]	5.5	3.6-4.8
S-Na [mmol/L]	126	138-145

※CCr：63.3 mL/min

処方情報

Rp					
1)	メトクロプラミド錠5mg		吐き気時	1回1錠	頓服10回分
2)	オキシコドン徐放錠20mg	1日2回	8時・20時	1回1錠	7日分
3)	オキノーム散2.5mg		痛むとき	1回1包	頓服10回分
4)	アセトアミノフェン錠300mg	1日4回	6時間ごと	1回2錠	7日分
5)	ロキソプロフェン錠60mg		痛むとき	1回1錠	頓服10回分
6)	メトホルミン錠500mg	1日2回	朝夕食後	1回1錠	7日分
7)	ダパグリフロジン錠10mg	1日2回	朝夕食後	1回1錠	7日分
8)	シタグリプチン錠50mg	1日1回	朝食後	1回1錠	7日分
9)	アムロジピン5mg	1日1回	朝食後	1回1錠	7日分
10)	アジルサルタン10mg	1日1回	朝食後	1回1錠	7日分
11)	酸化マグネシウム250mg	1日3回	毎食後	1回1錠	7日分
12)	ルビプロストンカプセル24μg	1日2回	朝夕食後	1回1カプセル	7日分
13)	ナルデメジン錠0.2mg	1日1回	朝食後	1回1錠	7日分
14)	センノシド錠12mg		便秘時	1回2錠	頓服10回分

患者主訴と処方情報から注目すべきポイントを押さえよう

ぐったりしていて，会話するのもつらそうでした。

つらそうでしたね。悪心の原因は何だと考えますか？

現在GnP療法4日目であり，がん薬物療法による遅発期のCINVと考えます。

確かにCINVの可能性が高そうですが，ほかの要因を除外する必要がありますね（表8）。また，悪心・嘔吐のGrade評価を行い，次回の制吐薬についても検討していきましょう。

Check Point

- 悪心・嘔吐のGrade評価を行う。
- 制吐薬のアドヒアランス評価を行う。
- 併用薬剤や既往の確認も忘れずに行う。

要因を推測しよう

今回のGnP療法は催吐リスク中等度のレジメンになります。標準制吐療法（5-HT$_3$受容体拮抗薬＋デキサメタゾンの2剤併用）は行われていましたが，緊急入院となってしまいました。悪心の発現時期からCINVが最も疑わしいですが，ほかの要因も検討していきます。オキシコドンやルビプロストの影響はどうでしょうか？

確かに薬剤性の可能性は考えられますね。今回の症例では，がん薬物療法に関連しない悪心・嘔吐として，腸管蠕動不全や糖尿病（高血糖・低血糖），電解質異常なども考慮する必要がありそうですね。

悪心・嘔吐の症状が出現した時期はとても大切です。下痢や腹痛，発熱などの随伴する症状があるかも重要なポイントですね。

複数の要因から原因を特定するためのポイント

表8 CINVのほかの原因が推測されるケースと対処法

ほかの要因	対処法
前庭機能障害	薬物療法など
脳転移	手術，放射線照射 ステロイド，利尿剤
電解質異常（高カルシウム，低ナトリウム，低マグネシウム），ケトアシドーシス	電解質補正
低血糖	血糖補正
尿毒症	血液透析
併用薬剤（オピオイド，SSRI，ジゴキシン，テオフィリン，鉄剤など）	薬剤の中止，拮抗薬の投与
消化管閉塞，腸管蠕動不全（がん性腹膜炎，糖尿病性自律神経障害等），便秘，腹水，腫瘍による圧迫	原因への対処
心因性要因（不安，予期性悪心・嘔吐）	抗不安薬の使用
感染	感染治療
栄養剤	注入速度の減速
放射線照射	5-HT$_3$受容体拮抗薬，ステロイド

表6も参照していただきたい。

症例から必要な情報を把握しよう

問診

吐き気の状況について確認します。症状が出てきたのはいつ頃からですか？

点滴の次の日からずっと続いています。

Bさん

それはつらいですよね。なかでも一番つらかった時期はいつですか？ それは改善してきていますか？

今もつらいです。とにかく吐き気と嘔吐がひどくて、食事もほとんどとれていません。

食事もとれていなかったんですね。水分はとれていましたか？また、嘔吐はどのくらいありましたか？

水分はとろうとしていましたが、ほとんどとれていませんでした。1日3〜4回は吐いています。

今も嘔吐が続いているんですね。お薬は飲めていますか？

オキシコドンはなんとか飲んでいましたが、今朝は吐いてしまいそうで怖くて飲めませんでした。メトクロプラミドは飲むタイミングがわからなかったのと、1回飲んでも効果がなく使用していませんでした。ほかの薬は飲んでいません。

わかりました。お薬は飲めていなかったんですね。

悪心・嘔吐の発現時期と内服薬の使用状況について聴取できました（表9）。やはり化学療法が原因である可能性が高そうです。オキシコドンは長期継続内服しているため除外できます。ルビプロストンは4日前から処方が開始されており原因になる可能性はありますが、内服できていなかったため除外してよさそうです。

腹部X線検査の結果から、便貯留はありますがイレウス所見はなしと診断が出ていますね。電解質異常の影響はあるかもしれませんが、補正されておりこちらも改善が見込まれます。Grade評価はどのように考えますか？

今回の評価としては、CINV遅発期の悪心Grade3、嘔吐Grade3と考えます。次回に制吐薬の強化もしくは治療薬の減量が必要と考えます。

そうですね。制吐薬の使用方法や緊急時の連絡について再度指導も必要ですね。

服薬状況の確認も重要です。今回は体調不良で服薬ができていませんでしたが、アドヒアランス不良のケースもあります。

アセスメントのポイント

表9 必要な情報を引き出すコツ（OPQRST問診）

項目	質問事項	今回のCase
onset：発症機転	いつ？	GnP療法2日目から
paliative/provoke：寛解/増悪	ピークは？消失時期は？	現在まで、症状消失なし
quality/quantity：性状/強さ	どのような症状？強さは？	水分がまったくとれない
region：部位	場所は？	消化器
symptoms：随伴症状	付随する症状は？	嘔吐
time course：時系列	day●〜●まで続いた？	day2〜4現在進行形

逃せない所見

患者主訴
GnP療法1サイクル目 day10
「すっかりよくなりました。でも、昨日先生（医師）から抗がん薬の話をされたら気持ち悪くなりました。先ほどは吐いてしまいました。」

薬剤の特性を理解しよう

今回の有害事象から，30％減量で投与再開の方針となりました。次回の制吐療法について医師から相談されましたが，どのような制吐薬を提案したらよいでしょうか？ GnP療法による悪心の好発時期は過ぎているはずなのに，本日嘔吐しているようです。

根治ではなく延命目的の治療のため，QOLを重視し減量となったんですね。今回の経験から，Bさんは次回のがん薬物療法に強い不安を抱いているようです。また，糖尿病の既往があるためオランザピンやコルチコステロイドは使用しにくいですね。高度の便秘が続いており，連日下剤を使用し本日多量の便を認めたようです。高度便秘からの排便による迷走神経反射による嘔吐が考えられますね。

確かに，予期性悪心に対してロラゼパムは効果が期待できそうです。また，排便コントロールの指導も継続して行う必要がありますね。

支持療法薬が処方されていても最適なタイミングで服用できないと効果が発揮されません。副作用の発現時期とその対処法の指導が重要です。

薬剤に関するポイント

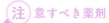

- 表2，3参照

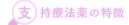

▶予防薬

予期性悪心に対して，ベンゾジアゼピン系抗不安薬を選択する。

▶治療薬

　作用機序の異なる制吐薬を組み合わせ，相互作用や既往に応じて選択する。

薬剤師の視点から症状に対処しよう

オランザピンとメトクロプラミドを使用できた場合，オランザピンのほうが効果が高いという報告がありますが[9]，糖尿病の既往歴がある場合には使用しづらいですよね。

そうですね。特に膵がん患者は糖尿病併発症例も多く，既往歴や検査値の確認が必要です。ほかに使用できる制吐薬は保険適応外のことも多いので，使用については慎重な検討が必要ですね。デキサメタゾンについても血糖上昇の副作用が広く認知されています。制吐目的の使用かつ悪心がコントロールされている場合は減量を考慮したほうがよいですね。今回は悪心がコントロールされておらず減量は難しいため，血糖コントロールには注意しましょう。また，高齢でありメトクロプラミドによる錐体外路症状の副作用が心配されるため，漫然と継続しないよう指導しましょう。

薬剤師による対処のポイント

服薬指導

・抗がん薬の投与量が30%減量となっているため，副作用の軽減が想定されることを伝える。
・メトクロプラミド，ロラゼパムの使用方法について指導する。
・悪心が落ち着いたらメトクロプラミドの内服を中止するよう指導する。

服薬指導の例

今回は抗がん薬の量が前回より30％少なくなりますので，副作用も軽減すると考えられます。ただ，不安も大きいと思いますので，安心して治療を受けられるように不安なときに使用できるロラゼパムが処方されています。治療前日や点滴投与前に内服してください。また，次回点滴の際はロラゼパムを持参して点滴前に内服してください。ロラゼパムは眠気やふらつきが生じる可能性があるため，転倒などに注意してください。メトクロプラミドも夕食後から飲めるように準備しておくとよいと思いますよ。悪心の出やすい時期が1週間程度続きますので，症状に合わせて内服してください。飲み続けるとふるえなどの副作用が生じることがあるため，吐き気が落ち着いたら中止してくださいね。

当日点滴で入ってくる吐き気止めの影響で，数日便秘になると思います。便秘は吐き気の原因にもなりますので，排便コントロールもしっかりしていきましょう。2日に1回程度は少なくともお通じが出るように薬を調節していくのがよいと思います。酸化マグネシウム，ルビプロストン，ナルデメジンを定期的に服用し，それでもお通じが出ないときはセンノシドを寝る前に内服してください。ルビプロストンには副作用として悪心があるため，飲み始めてから新たに悪心が出たら教えてください。

医療スタッフとの連携

・治療当日に内服可能であることの共有を行う。
・制吐薬の内服アドヒアランスを確認する。
・悪心の発現状況・発現時期をGrade評価で共有する。
・制吐薬や下剤による副作用の状況を確認する。

まとめ

- 化学療法導入時, 使用薬剤および患者因子により催吐性リスクを評価し, 薬物相互作用や患者の既往歴を考慮し過不足ない制吐薬を選択する。
- 治療開始後, 悪心・嘔吐をGrade評価し, コントロール不良の場合は発現状況に応じた制吐薬の追加, コントロール良好であり制吐薬による副作用が懸念される場合は制吐薬の減量を検討する。評価の際は, 悪心・嘔吐の要因を検討し, 服薬アドヒアランスの確認も同時に行う。

引用文献

1) 日本癌治療学会 編：制吐薬適正使用ガイドライン2023年10月改訂第3版, 金原出版, 2023.
2) NCCN Clinical Practice Guidelines in Oncology, Antiemesis. Version 2. 2023.
3) JAMA Netw Open, 7: e2426076, 2024.
4) European Journal of Cancer, 51: 1274-1282, 2015.
5) JAMA Oncol, 3: 1043-1050, 2017.
6) 日本臨床腫瘍研究グループ：有害事象共通用語基準 v5.0 日本語訳JCOG版「悪心」「嘔吐」. https://jcog.jp/assets/CTCAEv5J_20220901_v25_1.pdf（2024年9月29日閲覧）
7) Oncology (Williston Park), 27: 80-81, 149, 2013.
8) Int J Clin Oncol, 23: 382-388, 2018.
9) Support Care Cancer, 21: 1655-1663, 2013.

2章 症状アセスメントの実際

がんのエキスパートの思考と対応方法を学ぶ

2 下痢

abstract

- 下痢とは便の水分量が増加した状態であり，液状または泥状の便のことである。

- 薬剤のほかに感染症や疾病に起因する場合があり，対応法が異なるため鑑別が重要である。

- 症状の評価方法としてはブリストル便性状スケールや有害事象共通用語基準（CTCAE）が使用される。

症例提示

Case：Cさん　60歳代　女性

📋 既往歴

・高血圧

📋 現病歴

・腹痛があり受診したところ卵巣がん疑いの診断となった。

・腹式子宮単純全摘術＋両側卵管卵巣摘出術＋大網部分切除を行い精査の結果，卵巣がん（明細胞がん）Stage ⅠBと診断された。

・一次治療としてカルボプラチン＋パクリタキセル療法6コース施行後進行（PD）となり，プラチナ抵抗性再発としてリポソーマルドキソルビシン療法4コース施行後，CTにてリンパ節転移増大を確認。

・三次治療としてイリノテカン療法が導入された。

患者主訴
イリノテカン療法2コース目day1

「前回家に帰ってから下痢になりました。点滴してから4日目で下痢になって3日間ぐらいで治りました。点滴前は下痢になることはありませんでした。ロペラミドをもらっていましたが、家の外で下痢になったら怖いので治まるまで外出はできませんでした。もともと酸化マグネシウムを調整して飲んでいるので便秘はありません。熱が出たり吐き気が出ることもありませんでした。がんの診断を受けたときは病気のことを考えてしまって睡眠薬を飲んでいましたが、今は落ち着いて睡眠薬なしで寝られています。」

検査所見（一部抜粋）

項目	測定値	施設基準
血清Cr [mg/dL]	0.86*	0.65-1.07
AST [U/L]	25	13-30
ALT [U/L]	33	10-42
T-Bil [mg/dL]	0.4	0.4-1.5
UGT1A1	遺伝型：-/- *6 *28を認めず	―

※CCr：67.0 mL/min

処方情報

Rp					
1)	アムロジピン錠5mg	1日1回	朝食後	1回1錠	7日分
2)	オキシコドン徐放錠10mg	1日2回	12時間毎	1回1錠	7日分
3)	オキシコドン散2.5mg		疼痛時	1回1包	20回分
4)	酸化マグネシウム錠250mg	1日3回	毎食後	1回2錠 （適宜減量可）	7日分
5)	センノシド錠12mg		便秘時	1回2錠	5回分
6)	ドンペリドン錠10mg		吐き気時	1回1錠	20回分
7)	ロペラミド塩酸塩カプセル1mg		下痢時	1回1カプセル	10回分

患者主訴と処方情報から注目すべきポイントを押さえよう

新人薬剤師

点滴後から下痢が出たのはイリノテカンの副作用でしょうか？

がん専門薬剤師

下痢の原因となる薬剤はほかにもありますし，感染や疾患によるものかもしれません。ほかの情報も整理して原因を考えてみましょう。

Check Point

- ✓ 抗がん薬投与4日後から下痢が始まった。投与前は下痢になることはなかった（抗がん薬導入前後どちらか確認する）。
- ✓ 普段は酸化マグネシウムにより排便コントロールができている（下剤による排便コントロール不良の可能性を確認する）。
- ✓ 発熱，嘔吐はなかった（感染性腸炎の有無を確認する）。
- ✓ 放射線治療は行っていない（放射線の有害事象の有無を確認する）。
- ✓ 診断時に比べて心理的ストレスは減ってきていると感じている（ストレス性の下痢か確認する）。

要因を推測しよう

下痢の原因にはどのようなものが考えられるでしょうか？

薬剤師としては薬剤性を疑うことが多いかもしれませんが，疾患や病態が関係していることもあります（表1）。
腫瘍がどこにあるのか，感染していないか，併用薬の有無なども確認することが大切です（図1）。

感染性腸炎であった場合，むやみに止瀉薬を使用しないよう注意しましょう。

2章 症状アセスメントの実際

複数の要因から原因を特定するためのポイント

表1 下痢の要因となりうる薬剤や疾患

副作用
殺細胞性抗がん薬,分子標的薬,免疫チェックポイント阻害薬,下剤,抗菌薬,NSAIDs,メトクロプラミド,ドンペリドン,プロスタグランジン製剤など

ほかの要因
放射線治療,感染性腸炎,炎症性腸疾患(潰瘍性大腸炎,クローン病),過敏性腸症候群,腫瘍自体の特性,腸管切除,回腸ストーマ造設,経管栄養剤投与など

図1 下痢の要因特定のプロセス

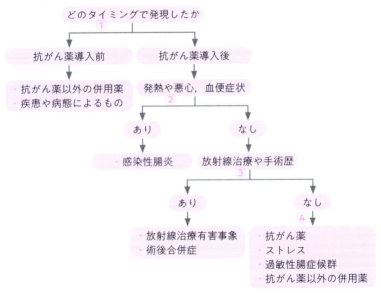

1. 症状発現時期を確認することで抗がん薬関与の有無を判断する。
2. 感染性腸炎症状の有無を確認する。発熱や悪心,血便症状があればロペラミドを使用する前に精査が必要である。
3. がん治療による有害事象や合併症の可能性を確認する。
4. ストレスや併用薬などを確認したうえで抗がん薬の副作用を疑う。

症例から必要な情報を把握しよう

Cさんから追加で確認することはありますか？

下痢といっても軟便か水様便か，1日に何回あったのかも聞くべきだと思います。

そうですね。OPQRST問診を使用すると必要な情報がわかりやすいと思います（表2）。実際に問診してみますね。

治療後から下痢をするようになったとのことでしたが，1日に何回ほどありましたか？

Cさん
1日3，4回ほどで，なかなか外出できませんでした。でも3日ぐらいで治ったので今は大丈夫です。1番酷かったのは点滴後5日目でした。

便の形はどうでしたか？　水のようでしたか，少しは形がありましたか？

完璧に水ではないですが，泥のような便でした。

治療前から下痢をすることがありましたか？

いいえ。治療前は1日1回普通のお通じが毎朝ありました。

熱が出たり血便があったりといったほかの症状はありましたか？

いいえ，下痢だけです。症状が出たときはロペラミドを飲んでいました。

Cさんは下痢以外の症状はなかったみたいですね。

もし発熱や嘔吐があった場合は感染性腸炎，血便があればほかの疾患も考慮し，対処法が変わる可能性があります（表3）。
Cさんの場合はイリノテカンによる下痢である可能性が高いですね。下痢の症状を客観的に評価するためにはブリストル便性状スケールやCTCAEが有効です（表4，5）。

Cさんの場合はブリストル便性状スケールでは6，CTCAEではGrade1でしょうか？

その通りです。

カルテ記載や情報共有時にはこのように誰が見てもわかるような評価基準を使用して伝えることが重要です。

アセスメントのポイント

問診

表2 必要な情報を引き出すコツ（OPQRST問診）

項目	質問事項	今回のCase
onset: 発症機転	いつ？	イリノテカン療法開始後より発症
paliative/provoke: 寛解/増悪	ピークは？消失時期は？	day5が最も頻回であった
quality/quantity: 性状/強さ	1日何回排便があったか？どのような性状であったか？	多い日で1日4回 ブリストル便性状スケール6
region: 部位	—	—
symptoms: 随伴症状	付随する症状は？（血便・発熱など）	なし
time course: 時系列	day●～●まで続いた？	1コース目day4-6

見逃せない所見

表3 下痢の薬剤のほかの原因が推測される主なケースと対処法

疾患・病態	特徴	対処法
放射線治療	腸の粘膜が損傷することによる。治療開始後2～4週間で発症することが多い。	止瀉薬や整腸剤で対応。
感染性腸炎（クロストリジウム・ディフィシル以外による）	発熱，悪心・嘔吐，腹痛などを伴う場合あり。	安易にロペラミドを使用しない。整腸剤を使用する場合は，耐性乳酸菌や宮入菌を使用。
感染性腸炎（クロストリジウム・ディフィシルによる）[1]	菌交代によりクロストリジウム・ディフィシルが異常増殖することによる。	安易にロペラミドを使用しない。メトロニダゾールやバンコマイシン，フィダキソマイシンなどを経口投与。

（次ページにつづく）

（前ページからつづく）

炎症性腸疾患（潰瘍性大腸炎，クローン病）	慢性または寛解・再燃性の腸管の炎症性疾患。	5-アミノサリチル酸製剤やステロイド，生物学的製剤などを使用。
過敏性腸症候群[2]	ストレスや心理的異常，遺伝などが関与する。	食事療法や運動療法，治療薬としてはポリカルボフィルカルシウムなどが用いられる。
腫瘍自体の特性	消化酵素の分泌不全による消化不良や大腸がんや卵巣腫瘍による直腸の圧迫などが挙げられる。	外科的治療や薬剤で対応。
腸管切除	結腸切除による便水分の吸収低下や直腸切除による便貯留場所の縮小が挙げられる。	ロペラミドやポリカルボフィルカルシウムなどで対応。
回腸ストーマ造設	便の水分を吸収する部位である大腸を経由しないため水様便〜泥状便となる。	ロペラミドやケイ酸アルミニウムなどで対応。
経管栄養剤投与[3]	栄養剤の組成や温度，投与速度が原因となる。	ロペラミドなどで対応。通常の止瀉薬で効果不十分なときは麻薬系の投与が行われる。

文献1-3）を基に作成

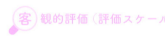
客観的評価（評価スケール）

表4 下痢のGrade評価（CTCAE v5.0）

	Grade1	Grade2	Grade3	Grade4
下痢	ベースラインと比べて＜4回/日の排便回数増加；ベースラインと比べて人工肛門からの排泄量が軽度に増加	ベースラインと比べて4-6回/日の排便回数増加；ベースラインと比べて人工肛門からの排泄量の中等度増加；身の回り以外の日常生活動作の制限	ベースラインと比べて7回以上/日の排便回数増加；入院を要する；ベースラインと比べて人工肛門からの排泄量の高度増加；身の回りの日常生活動作の制限	生命を脅かす；緊急処置を要する

※ Grade5（死亡）は割愛　　；は「または」を示す　　　　　　　　文献4）を基に作成

表5 ブリストル便性状スケール

スケール番号		便通	特徴
1		便秘	うさぎの糞のように小さくて硬い便
2			割れ目がある硬い便
3		普通便	やや硬くソーセージ状の便
4			割れ目がなくなめらかな便
5			やわらかく半固形の便
6		下痢	泥状の便
7			液状の便

文献5)を参考として作成

薬剤の特性を理解しよう

🧑 イリノテカンの下痢はどういった特徴があるのでしょうか？

👩 早発性と遅発性の下痢があり、それぞれ発現機序が異なります。また、遺伝子多型があると遅発性下痢の原因である代謝物の排泄が遅延して下痢のリスクが高くなります（表6)[6]。

🧑 CさんはUGT1A1を確認していましたね。

👩 UGT1A1*6, *28どちらかホモの場合、またはどちらもヘテロの場合は、下痢や好中球減少などの副作用が出やすくなります。
遅発性の下痢に関しては特にイリノテカンの代謝機序も含めてどのような薬剤で対応するのか覚えておくとよいですね（図2）。

🧑 イリノテカンのほかに下痢が出やすい抗がん薬はありますか？

殺細胞性抗がん薬だとカペシタビンやペメトレキセド，シスプラチンなどがあります。
ペメトレキセドは骨髄抑制や下痢などの副作用予防のためビタミンB_{12}や葉酸を補充しますよね。

殺細胞性以外の抗がん薬でも下痢になることがありますか？

分子標的薬や免疫チェックポイント阻害薬にも下痢の副作用があります。

免疫チェックポイント阻害薬による下痢の場合はステロイド治療が必要になることがあるため，漫然と止瀉薬を使用しないことが大切です。

薬剤に関するポイント

イ リノテカンの注意点

表6 イリノテカンによる下痢

	早発性	遅発性
発現時期	投与中〜投与後24時間以内に生じる。	投与後24時間以降に生じる。 投与後4〜10日目がピーク。
発現機序	コリン作動性による腸管運動亢進が原因。	活性代謝物SN-38による消化管粘膜の直接障害が原因。
対処法	〈予防〉 抗コリン薬の投与 〈治療〉 抗コリン薬の投与	〈予防〉 ・ウルソデオキシコール酸や炭酸水素ナトリウムなどによる経口アルカリ化[7] ＊乳酸菌製剤などは腸内を酸性化させる可能性があるため使用を控える ・半夏瀉心湯のグルクロニダーゼ阻害作用による腸管内SN-38の生成抑制[8] 〈治療〉 ロペラミドなどの止瀉薬

文献7, 8) を参考として作成

図2 イリノテカンの代謝機序

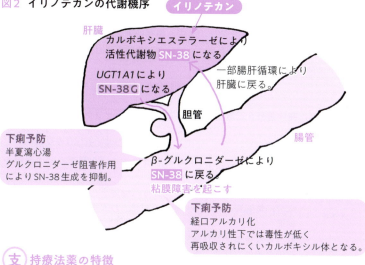

支 持療法薬の特徴

▶ 予防薬

- イリノテカンの早発性下痢に対しては抗コリン薬（ブチルスコポラミンやアトロピン）を投与する。
- イリノテカンの遅発性下痢に対しては経口アルカリ化や半夏瀉心湯の投与を検討可能である。

▶ 治療薬（表7）

表7 下痢に対する主な治療薬

	作用機序	特徴
ロペラミド	腸蠕動運動抑制，水分・電解質の腸管腔内異常分泌抑制	ケイ酸アルミニウム，タンニン酸アルブミン併用時は吸着により効果が減弱する可能性があるため服用時間をずらす。
ケイ酸アルミニウム	異常有害物質や過剰な水分の吸着	テトラサイクリン系抗生物質，ニューキノロン系抗菌剤併用時はキレート形成により吸収率が低下するため服用時間をずらす。

（次ページにつづく）

（前ページからつづく）

タンニン酸アルブミン	腸管における収れん作用	乳性カゼインを含むため牛乳アレルギー患者は禁忌。
ベルベリン	腸内有害細菌の殺菌	胆汁分泌作用もあり。
ビフィズス菌	腸内菌叢を正常化する	―
耐性乳酸菌	腸内菌叢を正常化する	下記抗生物質，化学療法剤投与時に用いる。ペニシリン系，セファロスポリン系，アミノグリコシド系，マクロライド系，テトラサイクリン系，ナリジクス酸
宮入菌	腸内菌叢を正常化する	芽胞形成により消化酵素などの影響を受けにくい。
オクトレオチド	消化液分泌抑制，腸液，水分，電解質の吸収を促進	高カロリー輸液との配合による残存率低下に注意。わが国では下痢に対する保険適用なし。
アトロピン硫酸塩	抗コリン作用により消化管の攣縮を緩解，胃液，膵液などの分泌抑制	閉塞隅角緑内障患者，前立腺肥大による排尿障害のある患者には禁忌。わが国では下痢に対する保険適用なし。
ブチルスコポラミン	抗コリン作用により胃腸管のけいれんを緩解	閉塞隅角緑内障患者，前立腺肥大による排尿障害のある患者には禁忌。

- ロペラミドの使用方法はESMOガイドラインでは初回4mg，4時間毎に2mg追加し，最大16mg/日が提唱されているが，わが国の添付文書では「成人に1日1〜2mgを1〜2回に分割経口投与する。なお，症状により適宜増減する。」とされている[9,10]。

- ロペラミドとタンニン酸アルブミン，ケイ酸アルミニウムは吸着により効果が減弱するため，時間を空けて服用する。

- オクトレオチドはESMOガイドラインでは100〜150μg　1日3回皮下注または25〜50μg/時静注で開始，最大500μgまで増量可能となっているが，わが国では下痢に対する保険適用はない[10]。

薬剤師の視点から症状に対処しよう

Cさんの場合，下痢が怖くて外出ができなかったようですね。適切に止瀉薬を使えるよう服薬指導する必要がありそうです。

遅発性の下痢に対してロペラミドの予防的な内服も可能ですか？

外出前や下痢が出やすいタイミングの前に内服可能です。患者の生活スタイルに合わせていつ内服すべきかの相談にも応じられるとよいですね。ただ，ロペラミドは腸管運動を抑制し，漫然と使用することはイレウスにつながるため注意が必要です。下痢が出やすい時期のみ内服すること，下剤を併用している場合はまず下剤をスキップすることが重要です。また，ESMOガイドラインで提唱されている用量と日本の添付文書の用量は異なるので，内服方法については処方医と協議し，患者に十分指導する必要があります。

イリノテカンは下痢の副作用が出やすいので，もともと便秘薬を使用している場合，点滴後は一時的に中断したほうがよいですか？

よい質問ですね。イリノテカンの遅発性下痢は活性代謝物SN-38が消化管粘膜を障害することにより起こります。便秘になると活性代謝物の排泄遅延が生じ，消化管粘膜障害が起こりやすくなるので，便秘にならないように便秘薬はいつも通り内服し，下痢になったときに中断する必要があります。

そうなのですね。では下痢の副作用がある薬剤のみでなく便秘の副作用がある薬剤の併用にも注意が必要ですね。

その通りです。制吐薬としてよく使用される5-HT$_3$受容体拮抗薬には便秘の副作用があるので，初回投与時に便秘のリスクについても説明する必要があります。また，オピオイド製剤による便秘の副作用で下剤を使用している患者のなかには，もともと排便コント

ロールが不良の方がいるので適切な薬剤を選択し、薬剤師から提案する必要があります。イリノテカンはCYP3A4で代謝されるため、CYP3A4を強く阻害する薬剤（アゾール系抗真菌薬やマクロライド系抗菌薬など）と併用すると下痢が悪化する可能性があります。

他院処方の併用薬も含めて確認する必要がありますね。

薬剤師による対処のポイント

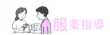
服薬指導

- ロペラミドは予防的に服用可能だが、漫然と使用しないことを説明する。
- イリノテカン投与後の便秘は活性代謝物による消化管粘膜障害を助長するため、もともと下剤を使用している場合は継続内服し、下痢の副作用が出た場合に中断することを説明する。便秘の副作用がある薬剤（5-HT$_3$受容体拮抗薬やオピオイドなど）についても説明し、排便コントロールの重要性を説明する。
- 発熱や嘔吐を伴う場合は感染性腸炎の可能性があるため、ロペラミドを使用せず病院に連絡するよう指導する。
- 併用薬（特にCYP3A4阻害作用が強い薬剤）には十分注意する必要があり、服用薬は薬剤師や医師に必ず報告するよう説明する。

服薬指導の例

下痢があると外出時に不安になりますよね。下痢時用のロペラミドですが、予防的に飲むこともできます。外出前や下痢が出やすいタイミングの前に飲むと生活しやすくなると思います。下痢が出やすい数日間だけ飲むように注意してください。漫然と飲んでしまうと腸管麻痺などの副作用が出やすくなります。また、発熱や嘔吐がある場合はイ

リノテカンではなく感染性の下痢の可能性がありますので，その場合はロペラミドを使わずに病院に連絡するようにしてください。

便秘になるとイリノテカンが体の外に出るのが遅くなって下痢の副作用が出やすくなるので，現在使っている酸化マグネシウムはいつも通り使用し，下痢になった場合は服用をストップしてください。

医療スタッフとの連携

・UGT1A1遺伝子多型の測定を実施していない場合は，医師へ依頼する。

・イリノテカンによる下痢は，早発性と遅発性で対応が異なるため，発現時期や重症度の情報を医療スタッフ間で共有する。

・ロペラミドの効果を減弱させる薬剤（ケイ酸アルミニウム，タンニン酸アルブミン）を併用する場合は，服用間隔を空ける必要があることを医師や看護師に情報提供する。

引用文献

1) 感染症学雑誌, 97：Supplement, 2023.
2) 日本消化器病学会 編：機能性消化管疾患診療ガイドライン2020 過敏性腸症候群（IBS）改訂第2版, 南江堂, 2020.
3) 一般社団法人 日本静脈経腸栄養学会 編：静脈経腸栄養ガイドライン第3版, 照林社, 2013.
4) 日本臨床腫瘍研究グループ：有害事象共通用語基準 v5.0 日本語訳JCOG版「下痢」. https://jcog.jp/assets/CTCAEv5J_2 0220901_v25_1.pdf（2024年9月29日閲覧）
5) BMJ, 300：439-440, 1990.
6) Cancer Res, 60：6921-6926, 2000.
7) Int J Cancer, 92：269-275, 2001.
8) Cancer Chemother Pharmacol, 51：403-406, 2003.
9) Ann Oncol, 29（suppl4）：iv126-iv142, 2018.
10) J Clin Oncol, 22：2918-2926, 2004.

2章　症状アセスメントの実際

がんのエキスパートの思考と対応方法を学ぶ

3 口腔粘膜炎

- 口内炎（口腔粘膜炎）は抗がん薬による直接的な粘膜障害，免疫力低下に伴う細菌やウイルス感染，頭頸部への放射線照射などによって引き起こされることが多い。

- 口内炎を生じやすい薬剤として，フッ化ピリミジン系薬剤（S-1，カペシタビンなど），アントラサイクリン系薬剤（ドキソルビシンなど），mTOR阻害薬（エベロリムスなど），放射線＋シスプラチン，放射線＋セツキシマブなどがある。

- 口内炎の治療薬として，NSAIDsやステロイド性抗炎症薬が主に用いられる。

症例提示

Case：Dさん　70歳代　女性

📋 既往歴
・高脂血症

📋 現病歴
・乳がんの再発と診断され，数種類の抗がん薬治療後PDとなり，エベロリムス＋エキセメスタン併用療法が開始となった。

処方情報

Rp				
1) エベロリムス錠5mg	1日1回	1回2錠	朝食後	14日分
2) エキセメスタン錠25mg	1日1回	1回1錠	朝食後	14日分
3) ロスバスタチン錠5mg	1日1回	1回1錠	朝食後	14日分
4) アズレンスルホン酸ナトリウム水和物・炭酸水素ナトリウム配合顆粒(2g/包)				
1日数回　70包				
5) デキサメタゾン口腔用軟膏0.1%(5g/本)				
1日数回　口内に塗布　2本				
6) デキサメタゾンエリキシル0.01%(500mL/本)*				
1回10mL　1日4回　1本				

*1回10mLを口に2分間含みうがいする。含んだ薬液は飲み込まないこと。使用後は1時間飲食を控える。

患者主訴

エベロリムス＋エキセメスタン併用療法 day1

「今回の治療は口内炎がひどくなるみたいですね。口内炎は嫌なので、薬を飲むのが怖くて飲みたくないです。」

患者主訴と処方情報から注目すべきポイントを押さえよう

新人薬剤師

新しい治療が始まるので、初回指導で治療についてどのように感じているかお話を伺ったのですが、口内炎が心配で服薬拒否になりそうな感じです。口内炎の薬剤もたくさん出ていて、整理して伝えられるか心配です。

がん専門薬剤師

確かにエベロリムスは口内炎の発現率が高い薬剤ですね。副作用に対する感じ方は患者によってそれぞれ違いますよね。Dさんが口内炎を心配している理由を聞いてみましたか？

いいえ，聴取できていませんでした。焦ってしまい，一時的に席をはずしてしまったので，気持ちを整えて再度確認してみます。

Check Point

- ✓ 口内炎を生じやすい抗がん薬の種類，発現率，好発時期などを理解する。
- ✓ 口内炎のリスク因子や抗がん薬以外の原因について理解する。
- ✓ 口腔粘膜炎のグレード評価を理解する。
- ✓ 口内炎の支持療法薬の種類と使用方法について理解する。

要因を推測しよう

問診

Dさん，お待たせしました。Dさんが心配されるように，エベロリムスは口内炎が出やすい薬になります。そのため，口内炎に対処できるように，医師も口内炎の薬を手厚く処方してくれています。Dさんが口内炎を心配される理由を教えていただけますか？

Dさん
私は入れ歯を使っているのですが，入れ歯が合わなくて普段から口内炎ができやすいです。そのときでも痛くて食べるのがつらいのに，今回の抗がん薬でさらに口内炎がひどくなったら，まったく食べられなくなってしまうのではないかと思って心配です。

理由を教えていただきありがとうございます。定期的に歯科を受診していますか？

いつも診てもらっていた歯科の先生が転勤でいなくなってしまい，1年ほどは歯医者に行っていません。

入れ歯が合わなくて，普段から口内炎ができて困っているそうで，抗がん薬治療でさらにひどくなるのが怖くて薬を飲みたくないと言っていました。歯科には1年ほど行っていないそうです。

 歯科受診の状況も確認するのは大切なことです。早めに歯科受診して入れ歯を調整してもらったほうがよいですね。

 一歩踏み込んで質問しないとダメでしたね。口内炎はもともとできやすい人がいるので抗がん薬治療開始前に確認し，定期的に歯科受診をしているか確認することが重要だと思いました。
副作用を確認するときに患者にどのように聞けばよいか困ってしまいます。

 口内炎の問診は難しいですよね。

 抗がん薬以外にも口内炎ができる原因があるので，注意が必要ですね（表1）。慣れるまではOPQRST問診を意識するとよいと思います。

複数の要因から原因を特定するためのポイント

表1 口内炎で鑑別が必要な原因

分類	原因
物理的障害によるもの	・義歯接触　・歯牙接触　・咬傷　・熱傷
感染症	・ウイルス　・カンジダ　・結核
免疫関連	・扁平苔癬　・類天疱瘡　・ベーチェット病 ・クローン病　・SLE　・GVHD
薬剤や放射線治療	・薬疹または薬物　・放射線

SLE：全身性エリテマトーデス　GVHD：移植片対宿主病

症例から必要な情報を把握しよう

今回はまだエベロリムス治療開始前ですが,OPQRST問診(表2)を用いてDさんに聞いてみましょう。

問診

口内炎の状況についてもう少し詳しく教えてください。
口内炎ができやすくなったのはいつ頃からですか?

入れ歯を作ったのが1年ほど前で,そのすぐ後に今まで診てくれていた先生が転勤で辞めてしまってから歯科に行かなくなりました。入れ歯は作りたてで,まだ合っていなかったのか調整が必要だったのかもしれませんが,そのまま使っていたので口内炎ができやすくなりました。

そうなのですね。口内炎ができやすいときはありますか?

疲れが溜まったときや,入れ歯のケアを怠ったときです。

口内炎ができ始めてどのくらいでひどくなりますか? また,どんなときに口内炎がつらいと感じますか?

そのときにもよりますが,口内炎ができてから1〜2日後にピークになることが多いですね。食べたり飲んだりするときにしみるのと,歯磨きのときに歯ブラシが当たると痛みます。

口内炎ができるとどの程度痛みますか?痛みなしを0,想像できる最悪の痛みを10とした場合の痛みの数値を教えてください。

そうですね。8程度でしょうか。

痛む場所はどこになりますか？

 入れ歯が接触する歯茎と頬の部分です。

 口内炎ができて痛み以外に困ることはありますか？

 食べたり飲んだりするのがつらいです。

 口内炎はどのくらいでよくなりますか？

 1週間くらいはかかりますね。

 OPQRST問診で確認すると，必要な情報が得られることがよくわかりました。今回は抗がん薬治療開始前でしたが，抗がん薬治療中の口内炎に対しても使えますね。

 そうですね。OPQRST問診は抗がん薬によるほかの副作用についても活用できますし，抗がん薬治療以外でも活用できますので，ぜひ活用してもらうとよいと思います。
Dさんは口内炎ができたときの痛みを8と言っていましたね。痛みの尺度（NRS）を用いて評価するのも大切ですが，口内炎の重症度を世界共通の規準で表す指標はわかりますか？

 CTCAEですね。

そうです。抗がん薬の休薬，減量，中止などの判断基準となるので，覚えておくべきです。薬剤師として抗がん薬の休薬，減量，中止などを医師に提案することもあると思うので，誤った判断をするわけにはいかないですからね。

そうですね。ちゃんと覚えて評価できるようにします。

CTCAEを見てみると，口内炎の項目はありません。口腔粘膜炎という項目になるので注意が必要です（表3）。

つい口内炎と言ってしまいますが，口腔粘膜炎なのですね。

先ほどのOPQRST問診で疲れが溜まったときや，入れ歯のケアを怠ったときに口内炎ができやすいと言っていましたね。免疫機能の低下や口腔衛生状態の不良など，口内炎発症には患者側のリスク因子があるので，リスク因子を知っておくことも大事です（表4）。

患者側のリスク因子を把握して，リスク因子を除去できるようにしないと口内炎を繰り返してしまいますね。

OPQRST問診を活用し，口内炎に関する必要な情報を得ましょう。そして，CTCAEによる重症度評価を行い，患者側のリスク因子がないかも確認しましょう。

アセスメントのポイント

 問診

表2 口内炎に対するOPQRST問診

項目	質問事項	今回の症例
onset：発症機転	いつ？	1年ほど前入れ歯を作ってから 疲れたときや口腔ケアを怠ったとき
palliative/provoke：寛解/増悪	ピークは？ 消失時期は？	1〜2日でピークになる 飲食や歯磨きで痛くなる
quality/quantity：性状/強さ	どのような症状？ 強さは？	NRS：8/10程度
region：部位	場所は？	入れ歯が接触する歯肉と頬の部分
symptoms：随伴症状	付随する症状は？	飲食が困難になる
time course：時系列	day●〜●まで続いた？	1週間程度でよくなる

 客観的評価（評価スケール）

表3 口腔粘膜炎のグレード評価（CTCAE v5.0）

Grade1	症状がない，または軽度の症状；治療を要さない
Grade2	経口摂取に支障がない中等度の疼痛または潰瘍；食事の変更を要する
Grade3	高度の疼痛；経口摂取に支障がある
Grade4	生命を脅かす；緊急処置を要する

※Grade5（死亡）は割愛　；は「または」を示す　　　　　　　　文献1）を基に作成

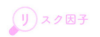 スク因子

表4 口内炎の患者側リスク因子

口腔衛生状態の不良	う歯，歯周病，舌苔が多い 義歯不適合，歯磨きや含嗽ができない（できていない）
免疫能の低下	高齢者，ステロイド薬の使用，糖尿病など
栄養状態の不良	口内炎によって食事摂取不良となる場合もあるので注意が必要
放射線治療の併用	頭頸部領域への放射線による粘膜障害や唾液分泌の抑制による口腔乾燥が口内炎を悪化させる。歯科金属による口内炎の悪化
喫煙	ニコチンによる口腔粘膜の血流量低下，免疫能低下，口腔細菌叢の変化
口腔乾燥	併用薬や放射線の副作用による口腔乾燥は，口腔粘膜が傷つけられ口内炎の発症につながる。口腔乾燥を認める場合には，十分な水分の補給に加えて，市販の口腔保湿剤などの使用を考慮する。

文献2）を参考として作成

薬剤の特性を理解しよう

 口内炎を起こしやすい薬剤はエベロリムス以外に何がありますか？

 フッ化ピリミジン系薬剤，アントラサイクリン系薬剤，mTOR阻害薬などが代表的ですね（表5）。また，頭頸部がんにおいて頭頸部領域への放射線治療と同時にシスプラチンやセツキシマブを併用する治療ではかなりの頻度で口内炎を生じます。

 いろいろな種類の薬剤で口内炎が生じるのですね。また，放射線照射の影響もあるんですね。口内炎が起こりやすい時期はありますか？

 発現時期も重要ですね。薬剤によっても異なりますが，Dさんがこれから治療する乳がんに対するエベロリムスに関しては治療開始後28日以内の発現率が高いです。そのなかでも特に2週間以内は35.7％と発現率が高いです（図1）。このため，治療導入時に口腔

ケアの重要性と支持療法薬の使い方などをしっかり説明することが重要です。

これに対して，頭頸部がんにおける頭頸部領域への放射線治療と同時にシスプラチンやセツキシマブを併用する治療では，放射線による口腔内の粘膜障害は放射線照射総量が増えると症状が悪化するため，治療後半での悪化が特徴となります（図2）。

治療ごとの発現時期を理解して患者に説明することが求められますね。

口内炎を生じやすい抗がん薬の種類，発現率，好発時期などを理解しましょう。

薬剤に関するポイント

口内炎に注意すべき抗がん薬

表5 口内炎を生じやすい抗がん薬

分類	薬剤名	発現率[%] 全Grade	発現率[%] Grade3以上
フッ化ピリミジン系薬剤	S-1[3]	23.6	2.0
	カペシタビン[4]	22.0	2.0
葉酸拮抗薬	メトトレキサート[5]	27.0	5.0
アントラサイクリン系薬剤	ドキソルビシン[6]	40.6	2.8
	リポソーマルドキソルビシン[7]	77.0	8.1
mTOR阻害薬	エベロリムス[8]	56.0	8.0
	テムシロリムス[9]	57.0	5.0
EGFR-TKI	アファチニブ[10]	72.1	8.7
頭頸部放射線併用化学療法	シスプラチン[11]	92.0	23.0
	セツキシマブ[12]	93.0	56.0

文献3-12）を参考として作成

図1 BOLERO-2試験におけるエベロリムスによる口内炎の発現率および発現時期

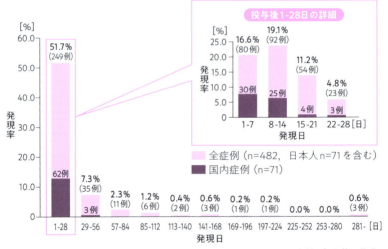

文献13) を基に作成

図2 頭頸部がん RT-CDDP療法の患者説明書

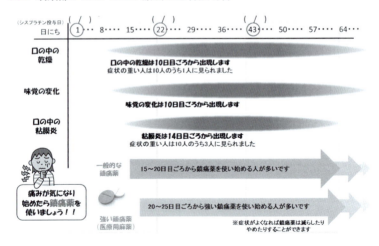

がん研究会有明病院薬剤部作成資料より一部抜粋

支持療法薬の特徴

今回は何種類か口内炎の治療薬が処方されましたが、口内炎の治療薬にはどのようなものがありますか？

口内炎の治療薬は対症療法が中心となります（表6）。
非ステロイド性やステロイド性の抗炎症性外用薬（含嗽薬，口腔用軟膏）を用います。
含嗽薬としては，生理食塩水やアズレンスルホン酸ナトリウム水和物・炭酸水素ナトリウムなどがあります。アズレンスルホン酸ナトリウム水和物うがい液4％（アズノール®うがい液4％）は添加剤としてエタノールを含有しており，粘膜への刺激や口内乾燥を助長する可能性があるので，使用の際には注意が必要です。
がん研究会有明病院薬剤部作成の頭頸部がんRT-CDDP療法の患者説明書にも記載されていましたが，口内炎による疼痛に対して非ステロイド性鎮痛薬やオピオイド鎮痛薬を使用する場合もあります。シスプラチン使用によって腎機能が低下する場合があるので，非ステロイド性鎮痛薬やモルヒネの使用には注意が必要です。

表6 口内炎に使用する支持療法薬など

	薬剤など	特徴
含嗽薬	生理食塩液	刺激が少なく口内炎の疼痛時にも使用しやすい。
	アズレンスルホン酸ナトリウム水和物・炭酸水素ナトリウム	抗炎症作用，上皮形成促進作用など
	アズレンスルホン酸ナトリウム水和物・炭酸水素ナトリウム＋グリセリン	上記＋湿潤作用
	アズレンスルホン酸ナトリウム水和物・炭酸水素ナトリウム＋グリセリン＋キシロカイン	上記＋局所麻酔
	デキサメタゾンエリキシル	エベロリムスの口内炎に対する有用性が報告されている[14]。

（次ページにつづく）

（前ページからつづく）

口腔用ステロイド外用剤	デキサメタゾン口腔用軟膏0.1%	部位によって塗りやすさ，貼りやすさを考慮し剤形選択する。
	トリアムシノロンアセトニド口腔軟膏0.1%	
	トリアムシノロンアセトニド口腔用貼付剤25μg	
鎮痛薬	アセトアミノフェン	腎機能低下時でも使用しやすい。
	ロキソプロフェンなどのNSAIDs	腎機能低下時の使用は注意。
	オピオイド	・腎機能低下時：モルヒネ製剤は注意。 ・内服困難時：細粒，液剤，貼付剤に変更。 ・嚥下困難＋誤嚥リスク時：注射剤に変更。
漢方薬	半夏瀉心湯	半夏瀉心湯1包2.5gを水50mLに溶解する。1日数回口に含んで吐き出す。咽頭痛を認める場合にはゆっくり飲み込むことも有効である。口唇に潰瘍がある場合は溶解液をガーゼに浸して患部に30秒～1分程度付着させ，1日3回使用すると効果がある。ヒリヒリとした刺激や熱感を伴うことがあるので，事前の説明が必要である[15]。
医療機器	エピシル®口腔用液	口腔内病変の被覆および保護を目的とする非吸収性の液状機器。口腔粘膜に適量を適用すると数分以内に口腔粘膜の水分を吸収してゲル状になり，物理的バリアを形成することにより，化学療法や放射線療法に伴う口内炎で生じる口腔内疼痛を管理および緩和する[16]。歯科医師が処方する。

文献14-16）を参考として作成

薬剤師の視点から症状に対処しよう

口内炎に関していろいろと話してきましたね。これまでの内容を踏まえて、Dさんに説明してきてください（服薬指導の例参照）。

説明後

Dさんは治療に前向きな反応を示してくれました。引き続き、フォローしていきたいと思います。ほかにも注意すべきことはありますか？

がん患者は抗がん薬治療だけでなく、頭頸部領域への放射線照射や周術期に関しても歯科でのフォロー体制を構築することが大切です。がん患者に対し、口腔内の問題点を歯科が介入して予防および治療を行うことで、医科と歯科が互いに連携して、がん患者の治療をサポートする取り組みが行われています。そのような取り組みを行っているがん連携歯科医院でのフォローが推奨されます[17]。

いろいろと勉強になりました。ありがとうございました。

薬剤師による対処のポイント

服薬指導

- エベロリムスは口内炎を起こしやすい薬剤であり、発現時期は28日以内、特に14日以内で生じる場合が多いことを説明する。
- 口内炎の予防や悪化を防ぐために、普段から口腔ケアを心がけ、清潔を保ち乾燥しないようにすることを指導する。
- 入れ歯の清掃も怠らないようにすること、入れ歯の調整が必要なため、早急に歯科受診することを勧める。

・口内炎を生じた場合には処方されている支持療法薬を使用するように伝え，その使用方法についても説明する。

服薬指導の例

今回，エベロリムスが処方されました。エベロリムスは口内炎が起こりやすい薬になります。口内炎が起こりやすい時期は治療後 28 日以内が多く，特に 14 日以内で起こる人が多いです。普段から入れ歯が合わなくて口内炎ができやすいので，うがいやブラッシングを心がけていただき，口腔ケアを行ってください。入れ歯の手入れも忘れないようにしてください。

口内炎ができたときには処方されている薬を使ってください。アズレンスルホン酸ナトリウム水和物・炭酸水素ナトリウム配合顆粒は毎食後のブラッシング後および起床時と就寝前に使用してください。デキサメタゾン口腔用軟膏はアフタ性の口内炎ができた場所に塗布してください。支持療法薬を使用しても口内炎によって食事や水分が摂取できないときにはエベロリムスの服用を中止し，病院に連絡してください。また，入れ歯の調整が必要なので，できるだけ早めに歯科を受診してください。

医療スタッフとの連携

・患者にかかりつけ歯科がない場合やかかりつけ歯科があってもがん治療に対するフォロー体制がない場合，がん連携歯科医院でのフォローが推奨されるため処方医に報告し，連携構築を進めてもらう。また，メディカルソーシャルワーカー（MSW）が在籍している場合にはMSWにも情報共有する[17]。

・患者自身での口腔ケアが不十分と思われる場合，医師，看護師に情報共有し，多職種によるフォロー体制を構築する。

・栄養状態が不良な場合，口内炎が悪化する可能性があるため，栄養補給が不十分である場合には栄養士に相談する。

引用文献

1) 日本臨床腫瘍研究グループ：有害事象共通用語基準 v5.0 日本語訳JCOG版「口腔粘膜炎」. https://jcog.jp/assets/CTCAEv5J_20220901_v25_1.pdf（2024年9月29日閲覧）

2) 厚生労働省：重篤副作用疾患別対応マニュアル 抗がん剤による口内炎（令和5年4月改定）. https://www.mhlw.go.jp/topics/2006/11/dl/tp1122-1l09-r05.pdf（2024年10月4日閲覧）

3) J Clin Oncol, 37: 1296-1304, 2019.

4) N Engl J Med, 352: 2696-2704, 2005.

5) Ann Oncol, 16: 445-449, 2005.

6) JAMA, 323: 1266-1276, 2020.

7) Jpn J Clin Oncol, 38: 777-785, 2008.

8) N Engl J Med, 366: 520-529, 2012.

9) Jpn J Clin Oncol, 42: 836-844, 2012.

10) J Clin Oncol, 31: 3327-3334, 2013.

11) J Clin Oncol, 40: 1980-1990, 2022.

12) N Engl J Med, 354: 567-578, 2006.

13) ノバルティスファーマ：アフィニトール®錠適正使用ガイド［2024年6月改訂版］

14) Lancet Oncol, 18: 654-662, 2017.

15) 月刊薬事. 60(3): 453-458, 2018.

16) ソレイジア・ファーマ：エピシル®口腔用液添付文書［第3版，2023年3月改訂］

17) 日本歯科医師会：治療前からのお口のケアのすすめ. https://www.jda.or.jp/care/（2024年10月4日閲覧）

2章 症状アセスメントの実際

がんのエキスパートの思考と対応方法を学ぶ

4 手足症候群

abstract

- フッ化ピリミジン系薬剤の場合，早期にチクチクまたはピリピリするなどのしびれや異常感覚が生じる。皮膚所見は，びまん性紅斑，皮膚表面光沢，指紋消失や色素沈着を認める。進行すると疼痛を訴え，角化，落屑，亀裂が生じ，重症な場合，水疱やびらんを形成する。

- キナーゼ阻害薬の場合，限局性紅斑で始まり疼痛を伴う。その後，角化や亀裂が生じ，重症となると水疱や膿疱，潰瘍化して激しい疼痛を伴い，日常生活に支障をきたす。

- オキサリプラチン併用化学療法では末梢神経障害の症状と類似するため，鑑別が重要である。

- 末梢神経障害と他要因との鑑別が重要であり，OPQRST問診により発症様式を確認する。

症例提示

Case1：Eさん　70歳代　男性

既往歴
・糖尿病

現病歴
・大腸がんの再発と診断されBeva/CapOX療法が開始された。

 患者主訴（2コース目来院時）
「手が痛い」

処方情報

Rp1. リンデロン®軟膏　5g　　併用薬：メトグルコ®, ジャヌビア®

Case2：Fさん　30歳代　女性

既往歴

なし

現病歴

- 大腸がん，Beva/FOLFIRI療法がPDとなり，レゴラフェニブを行う方針となった。
- 薬剤師は，手足症候群Grade2と評価し，リンデロン®軟膏を提案した。

患者主訴（1週間後の来院時）
「足裏が腫れて痛い」

処方情報

Rp1. リンデロン®軟膏　5g
併用薬：オキシコドン5mg　12時間毎　　オキノーム®2.5mg　疼痛時
　　　　スインプロイク®0.2mg　朝食後

患者主訴と処方情報から注目すべきポイントを押さえよう

がん専門薬剤師：どちらも手や足に痛みの訴えのある症例で，処方を見ると手足症候群対策と思われますが，どこに着目すればよいと考えますか？

新人薬剤師：Eさんはカペシタビン，Fさんはレゴラフェニブによる手足症候群の症例ですね。痛みを伴うので，手足症候群Grade2だと思いました。いずれの症例もリンデロン®（ベタメタゾン）軟膏で対応し，改善すれば継続でしょうか？

その通りいずれも手足症候群が想定される症例ですね。痛みがあるので手足症候群であればGrade2になりますね。ほかの要因は考えましたか？

いえ，いずれも手足症候群で処方される薬剤なので，痛みの原因は手足症候群だと思いました。

ほかの要因の可能性も検討したうえで，手足症候群だと想定するとよいですね。そのためには，症状がいつから発現しているかも確認する必要があります。

Check Point
- ✓ 抗がん薬開始後が開始前か症状の発現時期を確認する。
- ✓ 手足症候群以外の要因を把握する。
- ✓ 重症度評価を覚えておく。

要因を推測しよう

手足症候群以外では，どのような要因が考えられますか？

うーん，難しいですね。手や足が痛くなったり腫れたりする疾患ってなんでしょうか？

難しいですが，ほかの要因として，一般的には手湿疹，白癬，凍瘡，掌蹠膿疱症，乾癬，末梢神経障害などが考えられます（表1)[1]。それぞれの症状について把握し，手足症候群との鑑別が必要ですね（図1）。では，重症度はどうでしょうか？

いろいろな要因があるんですね。重症度は手足症候群だとすると，痛みもあるのでGrade2になると思います。カペシタビンやレゴラフェニブが処方される場合，手足症候群のケースをよく聞くので，今回も手足症候群だと思ってしまいました。

重症度は患者の話を聞く限り，痛みを伴うものの，身の回りの生活は制限されてないようですので，私もGrade2と評価します。問診して生活に制限があるか本人に確認することが大切ですね。

大腸がんの治療でよく経験する末梢神経障害は，手足症候群と間違えられることもあるので，症状をよく確認しましょう。

複数の要因から原因を特定するためのポイント

表1 手足症候群の要因となりうる薬剤や疾患

手足症候群が報告されている代表的な抗がん薬[1]		ほかの要因
・ドキソルビシンリポソーム注射剤	・レゴラフェニブ	・手湿疹
・ドセタキセル	・ソラフェニブ	・白癬
・フルオロウラシル	・スニチニブ	・凍瘡
・カペシタビン	・レンバチニブ	・掌蹠膿疱症
・テガフール・ギメラシル・オテラシルカリウム（ティーエスワン®）	・ゲフィチニブ	・乾癬
	・エルロチニブ	・末梢神経障害
・テガフール・ウラシル（ユーエフティ®）	・アファチニブ	
・フルオロウラシル	・オシメルチニブ	

文献1)を基に作成

図1 原因特定のプロセス

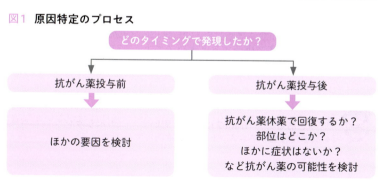

重症度

表2 手掌・足底発赤知覚不全症候群の重症度評価（CTCAE v5.0）

	定義	具体的な質問例
Grade 1	疼痛を伴わない軽微な皮膚の変化または皮膚炎（例：紅斑，浮腫，角質増殖症）	手や足は腫れていますか？色素沈着はありますか？
Grade 2	疼痛を伴う皮膚の変化（例：角層剥離，水疱，出血，亀裂，浮腫，角質増殖症）；身の回り以外の日常生活動作の制限	痛みは伴いますか？
Grade 3	疼痛を伴う高度の皮膚の変化（例：角層剥離，水疱，出血，亀裂，浮腫，角質増殖症）；身の回りの日常生活動作の制限	日常生活に支障は伴いませんか？
Grade 4	定義なし	

※Grade 5（死亡）は割愛　；は「または」を示す　　　　　　　　　　文献2）を基に作成

症例から必要な情報を把握しよう

症例から聞くべきことや注意すべき所見はありますか？

まずは，いつから副作用が発現しているかでしょうか？

副作用が抗がん薬のよるものか判断するために，私もいつから発現しているか，まず確認しますね。症例から必要な情報を入手するには，OPQRSTで確認するとよいですよ（表3）。OPQRSTで確認することで，薬剤の副作用による症状か判断することにつながりやすいと思います。

わかりました。OPQRSTなら，発現部位や随伴症状がないかなども必要ですね。Eさん・Fさんに確認してみます。

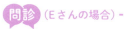

問診（Eさんの場合）

手の痛みはいつからありますか？ 痛みはどんな感じですか？ どれくらい続きますか？

Eさん
手の痛みは点滴開始して数日たってからですね。今は，常に指先が重いような痛みです。

悪化するときはいつですか？ ほかに症状はありませんか？

回数を重ねるごとに，指先の重さが増してピリピリしている感じと，感覚が鈍くなっている気がします。

足も同じような感覚はありますか？

足は大丈夫ですね。

OPQRSTに従って確認できていましたね。役に立ついろんな情報を入手できたと思いますが，どのように解釈しますか？

まず，手が痛いのではなく，指先でしたね。足には症状はなく，痛みというよりしびれだと考えました。ここまでわかってくると，手足症候群ではなく，オキサリプラチンによる末梢神経障害ではないかと考えました。

そうですね。問診でしっかり確認できたので，考える選択が増えましたね。化学療法開始してから症状が発現していること，手より指先が痛いこと，痛みは感覚異常もあり，どちらかというと神経症状であることを考えると，エルプラット®（オキサリプラチン）による末梢神経障害が考えられるのではないでしょうか？

糖尿病がある方は，末梢神経障害が悪化しやすいという報告[3]もありましたね。

その通りです。ここまでわかれば，手足症候群ではなく，オキサリプラチンによる末梢神経障害が要因である可能性が最も高いと考えて医師へ相談すると思います（表4，5）。

問診 （Fさんの場合：既往歴なしの患者で，レゴラフェニブ内服後1週間後で来院した。足が痛くて歩けないと訴えがあった）

足の痛みは，いつからありますか？

足の痛みは，内服して数日経ってから出ました。ゴルフに行った次の日からですね。

悪化したりするときはいつですか？ 痛みはどんな感じで，どれくらい続きますか？ ほかに症状はありませんか？

今は，足が痛くて歩きにくい状態が続いています。

手も同じような感覚はありますか？

手は大丈夫ですね。

Fさんについてはどのように解釈しますか？

足が痛いこと，内服開始から発現したこと，ゴルフの次の日から生じたことがわかりました。痛みは継続していることもわかりました。

そうですね。化学療法開始してから症状が発現していること，足が痛いことも考えるとレゴラフェニブの副作用と考えますよね。

レゴラフェニブの手足症候群は，手より足に発現しやすいという報告[4]もありましたよね。

ここまでわかれば，レゴラフェニブの手足症候群が疑われますね。

カペシタビンやレゴラフェニブが処方されている場合に，いずれも症状がいつから始まったかを確認することは鑑別のきっかけになります。

アセスメントのポイント

表3 症例から必要な情報を引き出すコツ（OPQRST問診）

項目	質問事項	
onset：発症機転	いつ？	Eさん　点滴して数日 Fさん　内服して数日
paliative/provoke：寛解/増悪	ピークは？ 消失時期は？	Eさん　回数を重ねるごとに強くなる Fさん　ゴルフに行ってから
quality/quantity：性状/強さ	どのような症状？ 強さは？	Eさん　指先が重い感覚 Fさん　痛み
region：部位	場所は？	Eさん　指先 Fさん　手より足
symptoms：随伴症状	付随する症状は？ （腹痛・胃酸逆流など）	Eさん　なし Fさん　歩きにくい
time course：時系列	day●～●まで続いた？	Eさん　回数を重ねるごとに Fさん　痛みは継続

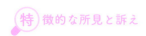

表4 手足症候群のほかの要因が推測されるケース

疾患・病態	特徴	鑑別のポイント / 問診できること
手湿疹	洗剤や温水で皮脂が洗い流されバリア機能が低下し、皮膚が過敏になるため起こる。	・パッチテスト、プリックテスト、バリア機能の評価 ・炊事を行う際のグローブの着用有無、職業（医療従事者、美容師、理容師などの確認）、保湿状況の確認、小児期の手湿疹の既往
白癬	白癬菌（水虫）が皮膚の角質層に寄生し起こる。ほとんどが足で、左右対称でないことが多い。	・水酸化カリウム直接鏡検法による真菌要素存在 ・白癬既往、副腎皮質ステロイド薬の使用の有無、足だけに発現しているか、左右対称でないか。
凍瘡	寒さや冷えによる血行不良が原因で起こる炎症。	・温めると疼痛またはかゆみが生じるか。 ・寒冷に曝露しやすい部位に症状があるか。 ・冷たい外気に曝された後、手足の指先、耳朶（耳たぶ）、頬、鼻に症状が出るか確認 ・境界不明な紅斑および腫脹があるか、冷感を伴っているか。
掌蹠膿疱症	左右対称に手掌と足底に、水疱、膿疱が発現する。経過は長期間に及び、鎖骨や胸骨に痛みを生じることがある。	・ダーモスコピー検査所見 ・過去既往歴の確認、喫煙歴、土踏まずに発症しているか、膿疱を伴っているか、掻痒を伴うか、左右対称か、鎖骨や胸骨周辺に痛みがないか。
乾癬	乾癬は湿疹ほどにはかゆみは強くなく、乾癬皮疹と正常皮膚の境界がきわめてはっきりしており、全身に発現することが多い。	・皮膚生検 ・乾癬既往の確認、皮膚が赤くなる、皮膚が盛り上がる、表面を覆うかさぶたが剥がれ落ちるか、全身に発現しているか。

表5 頻度の高い訴え

訴え	推測される要因
指先がしびれる。	**末梢神経障害** 前治療の影響と考えられるため，発現時期を確認する。
足底片側が角化し，赤くなって，皮膚がボロボロ剥がれる。	**白癬** 爪甲が白く混濁，肥厚しているか確認する。左右対称ではないため，片側に限局しているかが鑑別のヒントになる。
皮膚の赤みや腫れ，水ぶくれ，かゆみなどの症状が発現した。	**凍瘡との鑑別** 凍瘡は寒冷刺激で症状が発現し，四肢末端部に発現しやすいので，冷感刺激を確認する。

薬剤の特性を理解しよう

手足症候群を引き起こすリスクの高い抗がん薬にはどのようなものがありますか？

カペシタビンと，ほかにスニチニブも聞いたことがあります。

それ以外にもあるので，覚えておくとよいでしょう（表6）。

カペシタビンとマルチキナーゼ阻害薬は特徴が違いましたよね。

そうですね，違いについて簡単に解説していきますね。

フッ化ピリミジン系薬は，早期にチクチクまたはピリピリするなどのしびれや異常感覚が生じます。皮膚所見は，びまん性紅斑，皮膚表面光沢，指紋消失や色素沈着を認めます。進行すると疼痛を訴え，角化，落屑，亀裂が生じ，重症の場合，水疱やびらんを形成します。一方，キナーゼ阻害薬は限局性紅斑で始まり疼痛を伴います。その後，角化や亀裂が生じ，重症例では水疱や膿疱，潰瘍化して激しい疼痛を伴い，日常生活に支障をきたします。

薬剤に関するポイント

注意すべき薬剤

表6 手足症候群の副作用のリスクが高い薬剤・レジメンと支持療法の処方

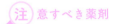

薬剤・レジメン[1]	支持療法
・ドキソルビシンリポソーム注射剤 ・ドセタキセル ・フルオロウラシル ・カペシタビン ・テガフール・ギメラシル・オテラシルカリウム（ティーエスワン®） ・テガフール・ウラシル（ユーエフティ®） ・フルオロウラシル ・レゴラフェニブ ・ソラフェニブ ・スニチニブ ・レンバチニブ ・ゲフィチニブ ・エルロチニブ ・アファチニブ ・オシメルチニブ	・保湿剤 ・ステロイド軟膏 ・原因となる抗がん薬の休薬，減量 −カペシタビンには，セレコキシブ，ジクロフェナックゲル使用で重症化予防の報告[5,6]がある。 ・原因薬剤の休薬

文献1, 5, 6) を基に作成

薬剤師の視点から症状に対処しよう

手足症候群のある症例に対して，どのような服薬指導が必要となりますか？

まずは保湿ですよね。あとは，刺激除去でしょうか？

その通りです。手足症候群の予防は保清，保湿，保護，刺激除去が重要なので，まずはその点を指導しましょう。そして，症状が発現した場合は無理して服用しないような指導が重要ですね。薬剤を減らすと効果が落ちると考えている患者が多いので，効果に差がないことも指導しておくと，無理な服用が避けられます[5]。私の経験ですが，大腸がんのレゴラフェニブは，三次治療以降で治療されるので，効果がなくなるとほかの選択肢がないと思って，無理して服用している人も多いです。無理して服用して重症化すると回復までに時間がかかり，治療継続が難しくなってしまう可能性があるため，情報を患者から聞き出せるとよいと思います。
薬局の薬剤師から病院の医療スタッフにはどのような情報を伝えるべきですか？

保湿剤のアドヒアランスや重症度でしょうか？

そうですね。保湿効果は回数で変わってくるので，手足症候群が発現している患者のアドヒアランスを確認して，情報提供することは大切だと思います。重症度によって，ステロイド軟膏の提案や原因薬剤の休薬を相談してよいと思います。私の場合は，手足症候群に対しては，重症化してしまうと治療できない期間が長くなってしまうことも想定し，ストロンゲストのステロイド軟膏を提案する場合もあります。

確かに，手足症候群が改善しないとQOLが低下しますね。

今回は，Eさんは末梢神経障害となり，リンデロン®軟膏の処方は疑義照会によって修正となりました（末梢神経障害対策はp.106〜参照）。
Fさんは，レゴラフェニブの手足症候群となっており，リンデロン®軟膏での対応となりました。OPQRSTによって患者状況を把握し，自ら観察することで，評価の質をより上げることが大切だと実感できましたね。

いろいろ勉強になりました。ありがとうございました。

薬剤師による対処のポイント

服薬指導

- 手足症候群予防は保清，保湿，保護，刺激除去が重要なので，まずはこの点を指導する。そして，症状が発現した場合は無理して服用しないように指導することが重要である。
- 既往歴として，糖尿病や前治療歴を確認する。大腸がんは，前治療でフッ化ピリミジン系薬剤を使用していることが多いため，開始時に手足症候群が発現している可能性もある。開始時の症状を確認し，医療機関へフィードバックすることを念頭に置く。

服薬指導の例

今回，手足症候群対策にリンデロン軟膏が処方されています。
この外用薬の炎症を抑える効果により，手足症候群の改善が期待できます。
塗布方法は保湿剤を塗布した後，ステロイド外用剤を発現部位に使用するようにしてください。上記対策を行っても悪化する場合は，抗がん薬の内服について相談するようにしてください。

医療スタッフとの連携

- 手足症候群が発現した場合の治療は，ステロイド軟膏，重症度により休薬を行う。医師へ上記対応を提案できるとよい。

引用文献

1) 厚生労働省：重篤副作用疾患別対応マニュアル 手足症候群（令和元年9月改定）．https://www.mhlw.go.jp/topics/2006/11/dl/tp1122-1q01_r01.pdf（2024年5月22日閲覧）
2) 日本臨床腫瘍研究グループ：有害事象共通用語基準 v5.0 日本語訳 JCOG 版「手掌・足底発赤知覚不全症候群」．
3) Ann Pharmacother, 49(10): 1120-1124, 2015.
4) Oncol Res, 27(5): 551-556, 2019.
5) J Clin Oncol, 42(15): 1821-1829, 2024.
6) J Clin Oncol, 33(2): 141-148, 2015.

2章　症状アセスメントの実際

がんのエキスパートの思考と対応方法を学ぶ

5 皮疹

- 皮疹は生命を脅かす症状ではないが，発現することで患者自身の生活の質（QOL）の低下に大きく影響を及ぼす。

- 早い時期から症状マネジメントをすることで治療継続とQOL向上に寄与する。

- 原因薬剤，皮疹の種類，発現時期などを把握することが重要であり，OPQRST問診により発症様式を確認する。

症例提示

Case：Gさん　60歳代　男性

既往歴

・副鼻腔炎，心室性期外収縮

現病歴

・咳嗽，および労作時息切れを自覚し，肺の単純X線撮影の結果，胸水貯留が認められた。

・精査の結果，右上葉肺腺がんStage 4（多発リンパ節転移，肝転移）と診断された。

・EGFRエクソン19欠失変異を認め，一次治療としてオシメルチニブ療法（80mg/日）を開始した。

患者主訴
オシメルチニブ療法 day28

「顔と胸ににきびのような赤い皮疹が出たので、処方されていた塗り薬を使い始めましたが、なかなか改善しません。胸のほうはかゆみがあって、どうしても掻いてしまいます。寝ているときにかゆくて夜中に冷たいシャワーを浴びることもあります。先生（医師）から処方されている塗り薬をこのまま使い続けてよいのでしょうか？だんだん皮疹の範囲が広がっている感じがして、人と会うのが少し嫌になっています。これ以上ひどくなるのであればもうオシメルチニブを飲みたくないです。」

検査所見（一部抜粋）

項目	測定値	施設基準
白血球数 [/μL]	4,600	3,300-8,600
好中球数 [/μL]	2,898	1,271-6,923
Hb [g/dL]	12.5	11.6-14.8
血小板数 [/μL]	126,000	158,000-348,000
AST [U/L]	26	13-30
ALT [U/L]	27	10-42
血清Cr [mg/dL]	0.55※	0.46-0.79

※ CCr：88.7 mL/min

処方情報

Rp				
1) オシメルチニブ錠80mg	1日1回	朝食後	1回1錠	14日分
2) ヒドロコルチゾン酪酸エステル15g	1日数回		顔に塗布	
3) ベタメタゾン吉草酸エステル15g	1日数回		体幹に塗布	
4) ヘパリン類似物質クリーム 100g	1日数回		全身に塗布	
5) ミノサイクリン錠50mg	1日1回	朝食後	1回2錠	14日分
6) ロペラミド塩酸塩1mg	1回1Cap		下痢時	10回分

患者主訴と処方情報から注目すべきポイントを押さえよう

新人薬剤師

皮疹を苦痛に感じているようです。オシメルチニブの副作用だと思いますので，ステロイドのランクアップが適切ですよね？

がん専門薬剤師

患者主訴を一聴するとそう思うかもしれませんが，症状や指示薬の使用状況を正確に評価しないと適切かどうかは判断できませんよ。まずは得られた情報を整理してみましょう。

Check Point

- ✓ 皮疹が悪化傾向である（症状の経過を把握する）。
- ✓ 掻痒により睡眠障害をきたしている（症状による影響を把握する）。
- ✓ 処方されたステロイド外用薬の意義（効果）を疑問視している（患者の疑問・不安を把握する）。
- ✓ 皮疹によりオシメルチニブの継続服用拒否がある（症状による影響を把握する）。

要因を推測しよう

皮疹の原因として，どのようなものが考えられるのでしょうか？

オシメルチニブの服用患者では，ざ瘡様皮疹が真っ先に浮かぶと思いますが，薬疹（薬剤性アレルギー）も考えなくてはいけません。どちらの皮膚症状でも，赤い皮疹や丘疹，掻痒に対して「皮疹」「かゆみ」と表現する患者が多いと思います。オシメルチニブの皮疹鑑別にはほかの皮疹の原因を除外する必要がありますね。

皮疹の表現ってなかなか詳細に伝えるのは難しいですよね。ほかの皮疹の原因を除外することも難しそうです。

皮疹といっても皮膚に関する薬剤の有害事象（表1）はたくさんあります。それぞれの薬剤ごとに生じうる皮膚症状を把握しておくことも必要ですね（表2）。
また，薬剤性以外の皮疹も念頭に置きつつ，原因を特定していくことが重要です（図1）。

複数の要因から原因を特定するためのポイント

表1 薬剤による皮膚有害事象

・斑状丘疹状皮疹	・ざ瘡様皮疹	・手足症候群
・スティーブンス・ジョンソン症候群	・紫斑	・多形紅斑
・中毒性表皮壊死症融解症	・皮膚掻痒症	・皮膚乾燥
・蕁麻疹	・光線過敏症	・紅皮症
・頭皮痛	・眼囲浮腫	・水疱症
・皮膚萎縮	・皮膚疼痛	・体臭
・色素沈着	・爪線状隆起	・脱毛症
・色素脱失	・爪脱落	・脂肪萎縮症
・皮膚硬結	・爪色素異常	・多汗症
・毛細管拡張症	・脂肪肥大	・多毛症
・皮膚潰瘍	・男性型多毛	・乏汗症

表2 主な皮膚障害と抗がん薬の種類

	丘疹・紅斑・多形紅斑
特徴	皮膚に赤いブツブツや皮膚にザラザラができたり，赤い斑点が出現したりする。ほてり感や熱感，掻痒も出現する。 悪化すると，皮膚がむけるびらんが起こる場合がある。
抗がん薬	リポソーム型ドキソルビシン，ベンダムスチン，ゲムシタビン，ドセタキセル，ペメトレキセド，ニボルマブ，イピリムマブ，ペムブロリズマブ，アテゾリズマブ，アパルタミドなど

（次ページにつづく）

(前ページからつづく)

	ざ瘡様皮疹	
特徴	にきびのような皮疹。無菌性であるが，二次感染していることもある。頭部，顔面，前胸部，下腹部，上背部，腕・脚などに出現する。鼻の孔や頭部など毛が生えている部位では強い痛みを伴うこともある。	
抗がん薬	ゲフィチニブ，エルロチニブ，アファチニブ，オシメルチニブ，ラパチニブ，パニツムマブ，セツキシマブなど	

	爪囲炎	
特徴	爪の周囲に炎症が起こり，腫れや痛みが出て，さらに亀裂や肉芽が形成される。爪が薄く軟化していることが多く，割れやすい。治療中再燃しやすく，内服を休止してもすぐには症状が軽快しない。	
抗がん薬	エルロチニブ，アファチニブ，オシメルチニブ，ダコミチニブ，ラパチニブ，パニツムマブ，セツキシマブ，ペミガチニブなど	

	皮膚乾燥	
特徴	皮膚が乾燥してかゆみを伴う。皮膚の表面は粉をふく感じとなり，剥がれる。進行すると表皮の弾力性が失われ，皮膚にひび割れや出血を伴う。	
抗がん薬	ゲフィチニブ，エルロチニブ，アファチニブ，オシメルチニブ，ダコミチニブ，ラパチニブ，パニツムマブ，セツキシマブ，アキシチニブ，スニチニブ，ダサチニブ，エンホルツマブ ベドチン，バレメトスタット，カペシタビン，テガフール・ギメラシル・オテラシルカリウム，パクリタキセルなど	

	手足症候群	
特徴	フッ化ピリミジン系薬剤は，早期にチクチクまたはピリピリするなどのしびれや異常感覚が生じる。指先や手のひら，足の裏の広範囲にびまん性紅斑，皮膚表面光沢，指紋消失や色素沈着を認める。進行すると疼痛を訴え，水疱や表皮の剥がれにより，物の把持や歩行が困難になる場合がある。 キナーゼ阻害薬は，限局性紅斑で始まり，荷重がかかる部位の角化や亀裂が生じ，重症になると水疱や膿疱，潰瘍化して激しい疼痛を伴い，日常生活に支障をきたす（急激に起こる）。	
抗がん薬	フルオロウラシル，カペシタビン，テガフール・ギメラシル・オテラシルカリウム，リポソーム型ドキソルビシン，ドセタキセル，ソラフェニブ，アキシチニブ，レゴラフェニブ，スニチニブ，パゾパニブ，レンバチニブ，ダブラフェニブなど	

図1 要因特定のプロセス

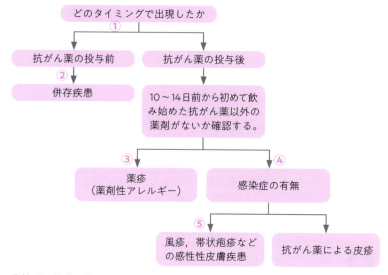

①抗がん薬導入前からの症状であれば抗がん薬以外の併存疾患を疑う。
②抗がん薬導入後であれば，10〜14日前から初めて飲み始めた抗がん薬以外の薬剤がないか確認する。
③細菌感染，ウィルス感染がないか確認する。
④それぞれの薬剤ごとに生じうる皮膚症状に類似の症状であるか確認する。
⑤感染性の皮膚疾患が否定できれば抗がん薬の皮疹が疑われる。

症例から必要な情報を把握しよう

　Gさんから聞くべきことや注意すべき所見はありますか？

　正直なところ，問診で必要な情報を聴取する自信がないです…。

　OPQRST問診で確認していくと必要な情報が聴取できますよ(表3)。

OPQRST問診ですか？どのように聴いていけばよいのですか？

実際に患者に問診するので，アセスメントのコツを学んでみましょう。

問診

皮疹（皮膚の症状）がひどくなってきているとのことですが，もう少し具体的に症状を教えていただけますか？

Gさん
オシメルチニブの治療が始まってから16日目に顔と胸の数カ所ににきびのような赤い皮疹ができだして，処方されていた軟膏を使用し始めました。でも，その後も範囲が広がってきて，胸のほうはかゆみも出てきました…。

その症状は増悪している実感がありますか？

はい。軟膏を塗っても範囲が広がっている実感があります。

その症状による生活上の支障はありますか？

顔の皮疹はほてりと熱感があり，人と会うことが嫌になってきています。胸のかゆみは夜に起きてシャワーで冷やすと少し落ち着くことがあります。

皮疹は顔だけですか？かゆみのある胸や背中にも症状はありませんか？

顔は鏡で見ていますが，胸や背中は確認していません。

顔以外に皮疹があるか確認しますね。胸や背中にもありますね。

かゆみだけでなくて皮疹もありますか…。

かゆい部分に粉がふいていることもありますか？

はい。粉がふいて下着についていることがあります。一度かゆくなるとどうしても掻きむしってしまいます。

付随する症状として痛みや発熱はありますか？

顔のほてりはありますが，痛みや発熱はありません。

眼の充血や腫れ，口の中のただれなどの症状はありますか？

特にそのような症状はありません。

今回の抗がん薬以外で直近の2週間以内に開始した薬剤はありますか？

最近始めた薬はオシメルチニブ以外ありません。

OPQRST問診で聴取していくと，必要な情報が整理できるのがわかりました。

発現部位は顔だけではなかったですね。もし，顔だけの症状であれば，にきびや尋常性ざ瘡の可能性が考えられますね。ほかにも緊急度が高い疾患や合併症が隠れている場合もあるので注意してください（表4）。Gさんの場合は，症状，発現時期，経過からオシメルチニブ療法による皮疹の可能性が高いですね。

2章 症状アセスメントの実際

よくわかりました。一言に皮疹と言っても、ほかの原因を除外していく必要があるのですね。発熱や粘膜の炎症があるか、粉をふいているかなども聞いていましたが、なぜですか？

皮疹と同時期かやや遅れて発現する症状として皮膚乾燥や皮膚の亀裂があります。また、同時期に重症薬疹の評価もしなくてはいけません。それらを除外したうえで、その後の支持療法薬を検討します。それは後ほど解説しますね。Gさんの皮疹の重症度はわかりますか？

CTCAEのGrade評価はわかりづらいです…。

皮疹は特にそうかもしれません。Gさんの場合、重症度はGrade 2に該当します。また、皮膚乾燥についてもGrade 2に該当します。

ざ瘡様皮疹や皮膚乾燥のGrade評価を行う際には、皮疹の範囲だけでなく、日常生活への影響も加味することが重要になってきますので、必ず質問すると評価がしやすくなります（表5）。また、皮疹の範囲を評価する際には、9の法則を覚えておくと把握しやすくなります（図2）。

アセスメントのポイント

問診

表3 必要な情報を引き出すコツ（OPQRST問診）

項目	質問事項	今回のCase
onset：発症機転	いつ？	オシメルチニブ療法開始day16より発症
paliative/provoke：寛解／増悪	ピークは？ 増悪？ 消失？	増悪している
quality/quantity：性状／強さ	どのような症状？ 強さは？	ほてり，熱感がある。掻痒で夜間覚醒もあり
region：部位	場所は？	頬，口まわり，前胸部
symptoms：随伴症状	付随する症状は？	皮膚乾燥
time course：時系列	day●〜●まで続いた？	day16頃より増悪し現在も継続

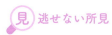
逃せない所見

表4 皮疹の抗がん薬以外の原因が推測される主なケースと対処法

訴え	推測される原因	特徴・対処法	緊急度
顔面にドーム状のしこりと強い赤み，腫れ，ズキズキする痛み	尋常性ざ瘡	ムダ毛処理やひげそりを行ったり，角栓を無理に絞り出したりした際に，表皮にできた傷から黄色ブドウ球菌などの細菌が毛穴に侵入し，突然発症して悪化する。	
赤いぶつぶつ，膿がたまったぶつぶつ	にきび	思春期に皮脂の過剰分泌などにより毛穴がつまり，アクネ菌などの皮膚常在菌の異常繁殖によって起こる。同じところに何度もできて，良くなったり悪くなったりを繰り返す経過を辿る特徴がある。	

（次ページにつづく）

（前ページからつづく）

皮膚の痛みや違和感・かゆみ，ピリピリと刺すような痛み	帯状疱疹	数日～10日間ほど神経痛のような痛みがあり，その後，身体の左右どちらか一方の神経に沿って帯状に赤い発疹が出現するのが特徴である。帯状疱疹の合併症として，皮膚症状が治った後も痛みが続くPHNが知られている。帯状疱疹の治療では，ファムシクロビルやバラシクロビルなどの抗ウイルス薬が頻用される。	
高熱，倦怠感とともに，皮膚の水疱や紅斑，粘膜（眼，口唇・口腔内，陰部）のびらん	（重症薬疹）SJSおよびTEN	全身の皮膚が紅くなり，擦るだけで剥離し，熱傷のようになる。皮膚だけでなく眼，口唇，陰部などの粘膜にも症状が出現するのが特徴である。水疱やびらんなど皮膚が剥がれた面積が10％以下をSJS，30％以上をTENとし，死亡率は20～30％と考えられている。	○
発熱，全身の紅斑，リンパ節（首，腋の下，股の付け根など）の腫れ，肝機能障害 など，血液検査値の異常	（重症薬疹）薬剤性過敏症症候群	通常の薬疹とは異なり，薬剤のほかにウイルス感染が関係している特徴があり，原因薬の投与後すぐには発症せず，2週間以上経ってから発症することが多い。また，原因薬を中止した後も何週間も続き，軽快するまで1カ月以上要することがある。原因と考えられる薬剤は比較的限られており，カルバマゼピン，フェニトイン，フェノバルビタール，ゾニサミド，アロプリノール，サラゾスルファピリジン，ジアフェニルスルホン，メキシレチン，ミノサイクリンなどがある。	

SJS：スティーブンス・ジョンソン症候群
TEN：中毒性表皮壊死症
PHN：帯状疱疹後神経痛

客観的評価（評価スケール）

表5 ざ瘡様皮疹，皮膚乾燥のGrade評価（CTCAE v5.0）

	Grade1	Grade2	Grade3	Grade4
ざ瘡様皮疹	体表面積の<10％を占める紅色丘疹および/または膿疱で，掻痒や圧痛の有無は問わない	体表面積の10〜30％を占める紅色丘疹および/または膿疱で，掻痒や圧痛の有無は問わない；社会心理学的な影響を伴う；身の回り以外の日常生活動作の制限；体表面積の>30％を占める紅色丘疹および/または膿疱で，軽度の症状の有無は問わない	体表面積の>30％を占める紅色丘疹および/または膿疱で，中等度または高度の症状を伴う；身の回りの日常生活動作の制限；経口抗菌薬を要する局所の重複感染	生命を脅かす；紅色丘疹および/または膿疱が体表のどの程度の面積を占めるかによらず，掻痒や圧痛の有無も問わないが，抗菌薬の静脈内投与を要する広範囲の局所の二次感染を伴う
皮膚乾燥	体表面積の<10％を占め，紅斑や掻痒は伴わない	体表面積の10〜30％を占め，紅斑または掻痒を伴う；身の回り以外の日常生活動作の制限	体表面積の>30％を占め，掻痒を伴う；身の回りの日常生活動作の制限	

※Grade5（死亡）は割愛　；は「または」を示す

文献1）を基に作成

▶9の法則

皮膚障害の発現部位の範囲の評価方法としては，熱傷面積を算出する方法の1つである「9の法則」が頻用される。「9の法則」は最も簡便で覚えやすい方法であり，頭部・上肢（左右）・下肢（左右下腿・左右大腿）・体幹（前胸部・腹部・胸背部・腰背部殿部）の11カ所それぞれを9％，陰部を1％として算出する（図2）。

図2 **9の法則**

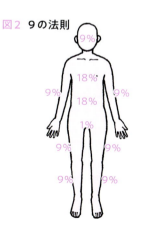

薬剤の特性を理解しよう

皮疹を引き起こす抗がん薬にはどのようなものがありますか？

抗EGFR抗体薬（セツキシマブ，パニツムマブなど）やEGFR-TKI（エルロチニブ，オシメルチニブなど）が該当します。

Gさんもオシメルチニブを使用していましたね。

セツキシマブやオシメルチニブはさまざまなレジメンに組み込まれるため使用頻度が高く，臨床上問題となるケースも多いですよ。

皮疹を予防する薬剤はありますか？

分子標的治療に伴うざ瘡様皮疹の予防に対して，ドキシサイクリン，ミノサイクリンといったテトラサイクリン系抗菌薬の内服が汎用されています。これら抗菌薬は抗炎症作用をもつことが知られており，ざ瘡様皮疹への効果も期待できます。ただし，ミノサイクリンには肝障害やめまい，悪心などの副作用があり服用継続が困難となるケースもあります。

知りませんでした。ステロイド外用薬の治療薬に関しても教えてください。

ざ瘡様皮疹に対するステロイド外用薬単独での有用性を検証した臨床試験はなく，エビデンスの確実性や推奨度は高くないので，漫然と塗布することを避け，症状に応じてステロイド外用薬のクラスを考慮する必要があります（図3）。

抗EGFR抗体薬では投与2週以内に皮疹がピークとなりますが，EGFR-TKIでは2週以降に徐々に出現することが多いという特徴の違いがあります（表6）。

薬剤に関するポイント

注意すべき薬剤

図3 皮疹に対する治療薬の選択

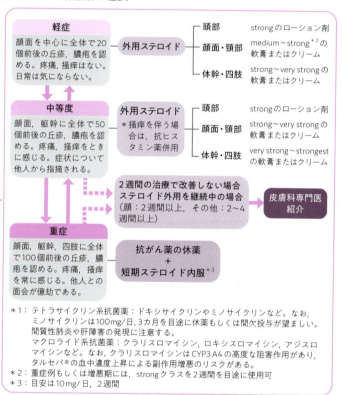

- *1: テトラサイクリン系抗菌薬：ドキシサイクリンやミノサイクリンなど。なお、ミノサイクリンは100mg/日、3カ月を目途に休薬もしくは間欠投与が望ましい。間質性肺炎や肝障害の発現に注意する。
  マクロライド系抗菌薬：クラリスロマイシン、ロキシスロマイシン、アジスロマイシンなど。なお、クラリスロマイシンはCYP3A4の高度な阻害作用があり、タルセバ®の血中濃度上昇による副作用増悪のリスクがある。
- *2: 重症例もしくは増悪期には、strongクラスを2週間を目途に使用可
- *3: 目安は10mg/日、2週間

文献2) を基に作成

表6 **皮疹の副作用のリスクが高い薬剤・レジメン**

	抗EGFR抗体薬	EGFR-TKI
代表的薬剤	セツキシマブ	エルロチニブ
発現時期	ざ瘡様皮疹の発現割合は全Gradeで44.5％であり，発現時期3週間以内に認められることが多いとされている。国内第Ⅱ相試験での発現時期（中央値）は7日であった。	ざ瘡様皮疹の発現割合は全Gradeで61.6％であり，特定使用成績調査における皮膚障害の発現時期（中央値）は8日であった。その後，2〜4週間以内に増悪しやすいとされている。
発現部位	顔面，頸部，背部，前胸部，腹部に多く，四肢にも丘疹，膿疱を多数認める。	
特徴	抗EGFR抗体薬はEGFR-TKIと比較し皮疹は高度であり，抗EGFR抗体薬では投与2週以内に皮疹がピークとなるが，EGFR-TKIでは2週以降に徐々に出現することが多い。	

支 **持療法薬の特徴**

▶ **予防薬**

- 皮疹に対する予防効果が検証された薬剤として，テトラサイクリン系抗菌薬がある。

- メタアナリシスの結果，テトラサイクリン系抗菌薬予防内服群で，All Gradeの皮疹発現（オッズ比：0.65，95％CI：0.44-0.96，p=0.03）およびGrade3以上の皮疹発現（オッズ比：0.22，95％CI：0.11-0.42，p＜0.00001）はともに統計学的に有意に低かったという報告がある[3-9]。

- STEPP試験（パニツムマブを含む薬物療法における皮膚障害に対する予防的治療と対症療法との比較試験）では，予防的治療（保湿剤・サンスクリーン・ステロイド外用薬・ドキシサイクリン内服）をパニツムマブ投与前日から行った群は皮膚障害出現後から治療を開始した群に比べ，Grade2以上の皮膚障害発現頻度が減少したと報告されている[3]。国内における類似試験であるJ-STEPP試験においても同種の予防的治療によりざ瘡様皮疹の重症度の軽減が報告されている[5]。

- Grade2，3以上の重症皮疹の発症を低下させることの臨床的意義は非常

に大きいと考えられる。

▶ 治療薬

- ざ瘡様皮疹に対するステロイド外用薬単独での有用性を検証した臨床試験はなく、エビデンスの確実性や推奨度は高くないので、漫然と塗布することを避け、症状に応じてステロイド外用薬のクラスを考慮する必要がある。
- 海外では皮疹のGradeにかかわらず弱いクラスのヒドロコルチゾンの外用が推奨されている[10]。
- 国内においては比較的強いクラスのステロイド外用薬を用いることが推奨されており、体幹・四肢に対してはvery strongクラス以上の外用薬を用い、症状が改善傾向にあるようであれば、ステロイド外用薬の副作用予防の観点から徐々にランクダウンすることが必要とされている[11]。
- 顔面への外用に対しては、EGFR阻害薬による顔面のざ瘡様皮疹に対するステロイド外用薬治療に関するランダム化比較第Ⅲ相試験（FAEISS試験）において、EGFR阻害薬治療によるざ瘡様皮疹の標準治療はweakステロイドであると報告されている。
- 強いクラスのステロイド外用薬を漫然と塗布することを避け、2週間程度の使用後に再評価し、増悪または改善の見込みがない場合にはステロイドのクラスアップを検討する。

薬剤師の視点から症状に対処しよう

皮疹に対する支持療法薬について理解できました。では、Gさんに対してステロイド外用薬が適量なのか、どのように判断したらよいのでしょうか？

ステロイド外用薬の効果をしっかり得るために塗る分量の目安としてFTU（フィンガーチップユニット）とよばれる単位がよく使われ

ています。FTUは人差し指の先から第一関節まで薬を乗せた量で，1FTU＝約0.5gに相当します。1FTUは，大人の手のひら2枚分の面積に塗るのに適した分量の目安となります。塗る量が少し多いと感じるかもしれませんが，十分な量をしっかり塗ることで，期待する効果が得られやすくなります。

それを参考にすると顔面に1日2回ステロイド外用薬を使用する場合であれば，1週間の使用量は約28FTU（＝14g，1回2FTU×1日2回×7日間）となりますね。よく処方される5g含有のステロイド外用薬であれば，1週間で3本（＝15g）使用することになりますね。

その通りです。このFTUが理解できると医師に処方提案する際に，ステロイドの本数も把握しやすくなりますし，患者の外用薬のコンプライアンスも評価しやすくなりますね。部分ごとに必要なFTU数も目安にしてみてください（図4）。

図4　部位ごとのFTU数

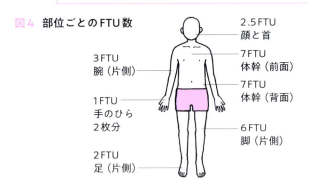

外用薬の1日の使用回数は数回など曖昧な表記な処方をみかけることがありますが，1日どの程度使用したらよいでしょうか？

塗布回数はアトピー性皮膚炎の急性増悪の場合，1日2回（朝・夕）が原則とされています。炎症が落ち着いてきたら1日1回に塗布回数を減らし，寛解導入を目指します[4]。1日2回と1回の塗布で効果に差がないとするランダム化比較試験やシステマティックレビューも複数あることから[6,7]，一般的には1日1回塗布でも効果があると考えられています。塗布回数が少なければ，服薬アドヒアランスが向上することも期待できるため，急性増悪した皮疹には1日2回塗布し早く軽快させ，軽快したら寛解を目指して1日1回塗布するのが望ましいでしょう。

保湿剤も1日2回でよいでしょうか？

塗布回数と保湿効果の検討では，ヘパリン類似物質含有クリームを14日間反復塗布した場合，1日1回塗布より1日2回塗布のほうが保湿効果は有意に高いと報告されています[5]。保湿剤は，塗布回数を少なくとも1日2回塗布することが効果を高めると考えられます。しかし，1日塗布量が5g（10FTU）の場合，アドヒアランスが約50％程度に低下し，1日塗布量が10g（20FTU）では，アドヒアランスが15％まで低下する報告もあります。1日の外用薬の塗布量が多いほど服薬アドヒアランスが低下することを理解しましょう。先に保湿剤を塗るように説明すると，保湿剤だけを塗ってステロイド外用薬を塗らない患者がいることから，先にステロイド外用薬を塗るような指導の工夫も必要です。

薬剤師による対処のポイント

服薬指導

- 皮疹は治療開始2週間以内に発現することが多いため，治療開始から予防的治療を行うことは有用である。予防的治療によりGrade2以上の重症皮疹を回避が期待できることを理解したうえで患者に説明する。

・ステロイド外用薬は必要十分な量を使用することが重要だが，ステロイドの使用に不安を感じる人も少なくない（ステロイド外用薬に関する根拠のない情報が多く存在する）。皮疹の早期よりステロイド外用薬を開始し，速やかに炎症を軽減させ効果を実感してもらい，不安を解消させることが望ましい。

・ステロイド外用薬を漫然と塗布することを避け，2週間程度で再評価し，症状に応じたステロイド外用薬のクラスを考慮する必要がある。このため，ステロイド外用薬開始後の症状経過を来院ごとに報告するよう説明する。

・今回のCaseにおける服薬指導の一例を下記に記載する。前述した解説と照らし合わせながら参考にしていただきたい。

服薬指導の例

皮疹が広がり，かゆみまであるとつらいですよね。

処方されたヘパリン類似物質クリームとミノサイクリン錠は，皮疹をこれ以上悪化させない予防的効果が期待できる薬です。特にヘパリン類似物質クリームの使用は面倒に感じるかもしれませんが，顔・体幹には1日2回は塗り，2週間でヘパリン類似物質クリーム100g（1瓶）を目安に使用してください。

また，現在使用しているステロイド外用薬では皮疹への効果が期待できない可能性がありますので，顔に使用しているヒドロコルチゾン酪酸エステルはデキサメタゾン吉草酸エステルに変更，体に使用しているベタメタゾン吉草酸エステルはクロベタゾールプロピオン酸エステルに変更することを医師に提案してみます。

ステロイド外用薬はダラダラと使用せずに，外来受診ごとに効果や使用状況を医師，薬剤師に伝えるようにしてください。

医療スタッフとの連携

- 治療開始と同時に予防的治療としてミノサイクリンが開始されることが多い。服用開始初期にめまいや悪心が発現し継続困難となる場合がある。また，ミノサイクリンはマグネシウム製剤やカルシウム製剤と同時に服用するとAUCが約50％程度減少するため，2～4時間空けて服用することも医療スタッフに情報共有する。

- 前述した通り，同クラスのステロイドが2週間以上継続しているケースがあった場合は，皮疹の症状を評価したうえで，ステロイドのランクの変更を医師と協議する。

- 1日の外用薬の塗布量が多いほど服薬アドヒアランスが低下する。そのため，保湿剤のように必要な塗布量が多い外用薬は使用目安を指導し，使用済みのチューブを持参してもらうなどコンプライアンスの定期的な確認が大切となる。

引用文献

1) 日本臨床腫瘍研究グループ：有害事象共通用語基準 v5.0 日本語訳 JCOG版「ざ瘡様皮疹」，「皮膚乾燥」．https://jcog.jp/assets/CTCAEv5J_20220901_v25_1.pdf（2024年9月29日閲覧）
2) 株式会社ヤクルト本社：エルプラット®特定使用成績調査（結腸癌における術後補助化学療法）の最終集計報告．
3) J Clin Oncol, 28: 1351-1357, 2010.
4) J Clin Oncol, 5: 5390-5396, 2007.
5) Future Oncol, 11: 617-627, 2015.
6) Lung Cancer, 88: 282-288, 2015.
7) Support Care Cancer, 19: 1601-1607, 2011.
8) J Clin Oncol, 34: 810-815, 2016.
9) J Am Acad Dermatol, 74: 1077-1085, 2016.
10) Oncologist, 12: 610-621, 2007.
11) 臨医薬，30: 975-981, 2014.

参考文献

1. 臨医薬，40: 1315-1329, 2020.
2. Oncol Res, 20: 179-185, 2012.
3. Support Care Cancer, 24: 547-553, 2016.
4. Clin Drug Investig, 40: 249-257, 2020.
5. Support Care Cancer, 20: 1491-1497, 2012.
6. JAMA, 309: 1359-1367, 2013.
7. Anticancer Res, 35: 359-363, 2015.
8. Cancer Chemother Pharmacol, 82: 787-793, 2018.
9. 医療薬学，47: 1-9, 2021.
10. BMC Cancer, 21 (1): 1319, 2021.
11. BMC Cancer, 23 (1): 1098, 2023.

2章 症状アセスメントの実際

がんのエキスパートの思考と対応方法を学ぶ

6 末梢神経障害

abstract

- がん化学療法誘発性末梢神経障害（CIPN）は，急性障害と慢性障害に大別される。
- 慢性障害は蓄積毒性であり，治療継続やQOL低下に直結する。
- 支持療法薬の必要性を決定するうえで神経障害性疼痛の有無が重要となる。
- CIPNと他要因との鑑別が重要であり，OPQRST問診により発症様式を確認する。

症例提示

Case：Hさん　70歳代　男性

既往歴

・高脂血症，高血圧，弓部大動脈瘤（人工血管置換術施行）

現病歴

・他院にて弓部大動脈瘤に対する人工血管置換術施行後の経過フォロー中，背部痛および食欲不振を自覚した。

・CTにて膵尾部に腫瘤を認め，精査の結果，膵尾部がんStage 4（多発リンパ節転移，肝転移），手術不能と診断された。

・一次治療としてゲムシタビン＋ナブパクリタキセル併用療法（GnP療法）が導入された。

患者主訴
GnP療法3コース目 day1

「しびれが強くなってきています。夜，しびれが気になって眠れない日があります。先生からしびれの薬（プレガバリン）を処方すると言われたのですが，効果は期待できるのでしょうか？ 副作用も心配です。せっかく食欲が出てきて体重が増えてきたので副作用で食べられなくなるのか不安です」

検査所見（一部抜粋）

項目	測定値	施設基準
血清 Cr [mg/dL]	0.92※	0.65–1.07
AST [U/L]	39	13–30
ALT [U/L]	43	10–42
T-Bil [mg/dL]	0.5	0.4–1.5
D-dimer [μ g/mL]	0.7	上限1.0

※ CCr: 58.7 mL/min

処方情報

Rp				
1)	パンクレリパーゼカプセル150 mg	1日3回毎食直後	1回4 cap	7日分
2)	ロスバスタチン錠2.5 mg	1日1回朝食後	1回1錠	7日分
3)	ボノプラザン錠10 mg	1日1回朝食後	1回1錠	7日分
4)	ビソプロロール錠2.5 mg	1日1回朝食後	1回1錠	7日分
5)	アスピリン錠100 mg	1日1回朝食後	1回1錠	7日分
6)	ロキソプロフェン錠60 mg	1日3回毎食後	1回1錠	7日分
7)	オキシコドン徐放錠10 mg	1日2回12時間毎	1回1錠	7日分
	オキシコドン徐放錠20 mg	1日2回12時間毎	1回1錠	7日分
8)	アナモレリン錠50 mg	1日1回空腹時	1回2錠	7日分
9)	プレガバリン錠75 mg	1日1回夕食後	1回1錠	7日分

患者主訴と処方情報から注目すべきポイントを押さえよう

新人薬剤師

しびれを苦痛に感じているようです。ナブパクリタキセルの副作用だと思いますので、プレガバリンの選択は適切ですよね？

がん専門薬剤師

一聴するとそう思うかもしれませんが、症状を正確に評価しないと適切かどうかは判断できませんよ。まずは得られた情報を整理してみましょう。

Check Point

- ✔ しびれが悪化傾向である（症状の経過を把握する）。
- ✔ しびれにより睡眠障害をきたしている（症状による影響を把握する）。
- ✔ 今回処方されたプレガバリンの意義（効果）を疑問視している（患者の疑問・不安を把握する）。
- ✔ プレガバリンの副作用，特に食欲への影響を不安視している（同上）。

要因を推測しよう

しびれの原因として，どのようなものが考えられるのでしょうか？

CIPNが真っ先に浮かぶと思いますが，手足症候群などの皮膚障害によってもヒリヒリ・ピリピリ感を感じて「しびれ」と表現する患者もいますね。今回は該当しないですが，そういう薬剤を併用している場合は鑑別が必要ですね。

患者によって症状の感じ方や表現の仕方が異なるんですね。評価するのが難しそうです。

あとは，抗がん薬の副作用以外にも糖尿病性神経障害や脊柱管狭窄症によってもしびれが生じますし，血栓症などが原因となることもありますね（表1）。

CIPN以外も念頭に置きつつ，原因を特定していくことが重要となります（図1）。

複数の要因から原因を特定するためのポイント

表1 しびれの要因となりうる薬剤や疾患

副作用	併存疾患/合併症	がん症状
・オキサリプラチン ・シスプラチン ・パクリタキセル ・ナブパクリタキセル ・ドセタキセル ・ビンクリスチン ・ボルテゾミブ　など	・糖尿病性神経障害 ・脊柱管狭窄症 ・手根管症候群 ・ギラン・バレー症候群 ・下肢静脈血栓症 ・脳梗塞　など	・がんの神経浸潤 ・骨転移による神経の圧迫 ・中枢神経系の原発がん，転移　など

図1 原因特定のプロセス

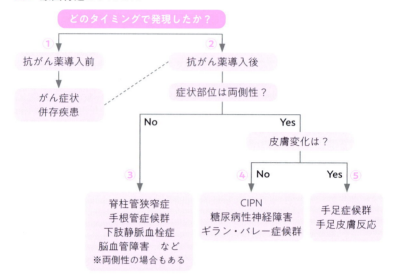

1. 抗がん薬導入前からの症状であればCIPN以外を疑う。
2. 抗がん薬導入後に関しては，発現部位，外観変化，症状変化のスピード，随伴症状の有無で鑑別する。
3. 片側性であれば，CIPN以外を疑う。
4. 両側性の場合，CIPNや糖尿病性神経障害，ギラン・バレー症候群などが考えられる。1～4週間以内の感染症や急速な筋力低下を伴う場合はギラン・バレー症候群が疑われる。
5. フッ化ピリミジン系薬剤やマルチキナーゼ阻害薬併用レジメンにおいて皮膚変化がある場合は，手足症候群や手足皮膚反応の可能性，あるいはそれらとCIPNとの混在の可能性を疑う。

症例から必要な情報を把握しよう

Hさんから聞くべきことや注意すべき所見はありますか？

正直なところ，問診で必要な情報を聴取する自信がないです…。

OPQRST問診で確認していくと必要な情報が聴取できますよ（表2）。

OPQRST問診ですか？どのように聴いていけばよいのですか？

実際に患者に問診するので，隣で聞いてアセスメントのコツを学んでみましょう。

問診

しびれが強くなってきているとのことですが，もう少し具体的に症状を教えていただけますか？

治療（GnP療法）が始まってからピリピリするしびれがあったのですが，1週間ほど前（2コース目day21）から強くなってきて…。

その症状による生活上の支障はありますか？ ボタン締めや歩行は普段通りできますか？

ボタンが締めづらく，ときどきつまずきそうになります。

それは両方の手足ですか？ 左右で強さに違いはありますか？

両方の手のひら（手掌）〜指先，足裏〜指先に症状があって，強さは左右で一緒です。

痛みはありますか？痛みなしを0，想像できる最悪の痛みを10としたときの数値で教えていただけますか？

5/10ぐらいの痛みです。

夜眠れないのは，しびれと痛みが気になるからですか？

はい。日中も症状は続いているのですが，夜になると特に痛みが気になってしまって…。なかなか眠れないのです。

OPQRST問診で聴取していくと，必要な情報が整理できるのがわかりました。

発現部位は両側性で左右差はなかったですね。もし，左右差や脹脛付近の浮腫があり，D-dimerの急激な上昇を認めた場合は下肢静脈血栓症の可能性が考えられますよ。ほかにも緊急度が高い疾患や合併症が隠れている場合もあるので注意してください（表3）。Hさんの場合は，症状，発現時期，経過からGnP療法によるCIPNの可能性が高いですね。

一言に「しびれ」と言っても，ほかの原因を除外する必要があるんですね。痛みのことも聞いていましたけど，なぜですか？

CIPNに付随する症状として神経障害性疼痛があるので，その有無によって支持療法薬を検討します。それは後で解説しますね。HさんのCIPNの重症度はわかりますか？

CTCAEのGrade評価はわかりづらいです…。

CIPNは特にそうかもしれません。Hさんの場合，重症度はGrade 2に該当しますね。それと，神経障害性疼痛も伴っていてNRS評価だと5/10ですね。

手・足の重症度を評価しやすいように質問を決めておくとよいでしょう（表4）。

アセスメントのポイント

問診

表2 必要な情報を引き出すコツ（OPQRST問診）

項目	質問事項	今回の症例
onset：発症機転	いつ？	GnP療法開始後より発症
paliative/provoke：寛解/増悪	ピークは？消失時期は？	なし/特に夜が気になる（不眠の原因）
quality/quantity：性状/強さ	どのような症状？強さは？	ピリピリするしびれ/Grade 2（ボタンがしめづらい，ときどきつまずきそうになる）
region：部位	場所は？	手掌～指先，足裏～指先（左右差なし）
symptoms：随伴症状	付随する症状は？	痛み（NRS：5/10）
time course：時系列	day●～●まで続いた？	2コース目day21頃より増悪，現在も持続

見逃せない所見

表3 CIPNのほかの原因が推測されるケースと対処法

訴え	推測される原因	特徴・対処法	緊急度
手足がヒリヒリ・ピリピリする，痛い	手足症候群（フッ化ピリミジン系薬剤），手足皮膚反応（マルチキナーゼ阻害薬）	該当薬剤併用レジメンの場合，手掌や足底の発赤・腫脹などの皮膚変化の有無を確認する。症状がある場合はステロイド外用薬で対応する。CIPNと混在するケースもあることに留意する。	
小指以外がしびれる	手根管症候群	圧迫による絞扼性神経障害の代表で中年女性に多い。仕事や趣味などで酷使していないか確認する。発現部位は図の通りで，薬指の小指側半分と小指はしびれないため鑑別に用いる。第一の対処法は安静である。	

しびれる場所

この部分はしびれない

（次ページにつづく）

（前ページからつづく）

片方の足（＋手）だけがしびれる，歩行後にしびれが悪化する	脊柱管狭窄症	脊柱管狭窄による神経圧迫が原因で高齢者に多い。好発部位は腰部，頸部の順で，前者は腰から下のしびれや痛み，後者は手足のしびれや運動障害が特徴である。圧迫されている神経根の部位により症状発現部位は異なり，主に片側性であるが，両側性の場合もある。歩行後に症状が増悪する，間欠性跛行が特徴である。既往歴から可能性を疑い，整形外科での精査を検討する。	
しびれと急速な筋力低下がある	ギラン・バレー症候群	感染症状の1～4週後に四肢のしびれや筋力低下（両側）が起こり，数日で増悪する特徴がある。感染症の有無と症状経過を確認するとともに，抗ガングリオシド抗体の測定，髄液検査などで精査する。治療法としては，免疫グロブリン大量静注療法や血液浄化療法がある。	○
片方の足だけがしびれる，むくむ	下肢静脈血栓症	がん患者は，静脈血栓塞栓症の発症リスクが高く[1]，膵がんは最も発症率が高い[1]。オンコロジー・エマージェンシー（がん治療中に起こる，生命を脅かす急性症状）の1つに挙げられ，致死率が高い[2]。D-dimer推移（急激な上昇）の確認，下肢エコーなどで精査し，抗凝固薬による治療，下大静脈フィルターや血栓溶解術などで対応する。	○
半身がしびれる，動かしにくい	脳血管障害（脳梗塞など）	高齢者や既往歴がある場合は特に注意する。手足の麻痺（脱力）やしびれ以外に，意識障害や言語障害，めまい，視野障害，歩行障害などを生じる可能性があり，片側性であることが多い。CTやMRI検査で精査し早期に治療を開始する必要がある。	○

文献1, 2）を参考として作成

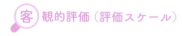 観的評価（評価スケール）

表4 CIPNのGrade評価（CTCAE v5.0）

	Grade 1	Grade 2	Grade 3	Grade 4
CIPN	症状がない；臨床所見または検査所見のみ	中程度の症状がある；身の回り以外の日常生活動作の制限	高度の症状がある；身の回りの日常生活動作の制限	生命を脅かす；緊急処置を要する
具体的質問（例）	手：しびれはあるがボタンを留められる 足：しびれはあるが普段通り歩ける	手：ボタンを留めるのに時間がかかる 足：歩行時につまずくことがある	手：ボタンが留められない 足：杖がないと歩けない，車椅子が必要	―

※ Grade 5（死亡）は割愛　；は「または」を示す　　　　　　　　　　　文献3）を基に作成

▶ **NRS評価**

CIPNは，Grade評価と併せてNRS評価も実施する。NRSは，疼痛を0（なし）から10（最悪値）の11段階に分けて数値化する指標である。

薬剤の特性を理解しよう

 CIPNを引き起こす抗がん薬にはどのようなものがありますか？

 白金系薬剤（オキサリプラチンなど），タキサン系薬剤（パクリタキセルなど），ビンカアルカロイド系薬剤（ビンクリスチンなど）が該当します。

 HさんのGnP療法ではタキサン系薬剤のナブパクリタキセルを使用していましたね。

そうですね。白金系とタキサン系の薬剤はさまざまなレジメンに組み込まれていて使用頻度が高いので，臨床上問題となるケースも多いですよ。

両者に違いはあるんですか？

発現メカニズムの詳細は完全には解明されていないですが，主に前者は神経細胞体障害（neuronopathy），後者は軸索障害（axonopathy）と考えられており[4]，症状や発現時期に相違があります（表5）。

CIPNを予防する薬剤はありますか？

今まで複数の研究が実施されましたが，予防薬として有効性が確立している薬剤はないんですよ。

たまに，牛車腎気丸やメコバラミンの処方箋を見ますが，エビデンスはないのですか？

牛車腎気丸に関しては，大規模な無作為化比較試験（RCT）で予防効果が検証されましたが，プラセボ群に対する有効性が示されず，中間解析の段階で試験中止となりました[5]。メコバラミンに関しては，「末梢性神経障害」に保険適用があるためCIPNに対しても使用されるケースがありますが，有効性を示した前向き試験は存在しません。むしろ，他剤の有効性を検証する試験の対照群として用いられているので[6,7]，CIPNに対しては推奨されません。

知りませんでした。治療薬に関しても教えてください。

現時点でエビデンスが蓄積されているのは，プレガバリン，デュロキセチン，ミロガバリンですね。ただし，3剤ともにエビデンスの確実性や推奨度は高くないので，根拠論文を把握しつつ，副作用プロファイルや相互作用の観点を加味して選択する必要がありますよ（表6）。

薬剤に関するポイント

注 意すべき薬剤

表5 CIPNの副作用のリスクが高い薬剤・レジメン

	白金系薬剤	タキサン系薬剤
代表的薬剤	オキサリプラチン	パクリタキセル
発現時期	急性障害：投与直後～数日 （冷感刺激で誘発） 慢性障害：累積投与量依存 850 mg/m^{2}時点での累積発現率は60.1% （Grade 2以上：35.3%, Grade 3以上：2.3%）， 1,020 mg/m^{2}時点では89.7%（Grade 2以上： 57.8%, Grade 3以上：11.4%）[8]	急性障害：なし 慢性障害：累積投 与量依存 210 mg/m^{2}時点で約 80%, 630 mg/m^2 時点で100%（Grade 2以上：約50%）[9]
発現部位	手の指先～手掌，足の指先～足裏	
	咽喉頭	—
特徴的症状	しびれ，感覚異常（ピリピリ感，チクチク感），疼痛，感覚鈍麻	
	咽喉頭絞扼感	—

文献8, 9）を参考として作成

支 持療法薬の特徴

▶予防薬

・有効性が確立している薬剤はない。

▶治療薬

・CIPNに対する治療効果が検証された主な薬剤として，プレガバリン[6, 10, 11]，デュロキセチン[7, 11-15]，ミロガバリン[16-18]がある（表6）。

・プレガバリン，デュロキセチンに関しては，有効性が示された報告が複数ある[6, 7, 11, 13, 15]。両者を比較したRCT（対象：タキサン系抗がん薬）では，両群ともに有意な改善を認めたが，プレガバリン群のほうが疼痛の改善割合が高く（92.5% vs 38.1%, $p < 0.001$），CIPN重症度においても同様の結果（92.5% vs 31.0%, $p < 0.001$）であったことが報告されている[11]。

117

ただし，RCTはこの1編のみであり，これ以外のほとんどが後ろ向き観察研究である。それらに関しては，評価項目や対象症例，結果に一貫性がない。従って現時点では，両剤の優劣を完全に結論づけることはできない。

・ミロガバリンに関しては，後ろ向き観察研究[16,17]と，小規模な前向き研究[18]のみであり，現時点では推奨度，エビデンスの確実性ともに低いと言わざるを得ない。

表6 CIPN に対する治療薬

	プレガバリン[11]	デュロキセチン[11,13]	ミロガバリン[16,18]
作用機序	α2δリガンド	セロトニン・ノルアドレナリン再取り込み阻害（SNRI）	α2δリガンド
CIPN に対する RCT	あり	あり	なし
効能効果	神経障害性疼痛		
用量	・初期量：150 mg/日 ・維持量：300 mg/日 ・最大量：600 mg/日	・初期量：20 mg/日 ・維持量：40 mg/日 ・最大量：60 mg/日	・初期量：10 mg/日 ・維持量：30 mg/日
副作用	傾眠，めまい，運動失調，複視	悪心，倦怠感，めまい，傾眠，不眠	傾眠，四肢浮腫
代謝・排泄	腎排泄型	肝代謝型 CYP1A2・CYP2D6にて代謝を受け，かつ本剤はCYP2D6を競合的に阻害する	腎排泄型 一部UGTによる代謝を受ける
薬物相互作用	少ない	多い	少ない

※CYP：チトクローム P450　※UGT：UDP グルクロン酸転移酵素

文献11, 13, 16, 18）を参考として作成

薬剤師の視点から症状に対処しよう

CIPNに対する支持療法薬は確立されていないことはわかりました。では，Hさんに対してプレガバリンが適切なのか，どのように判断したらよいのでしょうか？

Hさんの場合ポイントとなるのは，①痛み，②食欲不振，③夜間睡眠障害への不安の3点です。前述したように，プレガバリンはCIPNそのものではなく，それに付随した神経障害性疼痛に効果が期待できることは理解できましたか？

はい。ただ，その場合デュロキセチンも候補薬剤にならないのでしょうか？

デュロキセチンに関しては，悪心の発現頻度がプレガバリンと比較して高く[11]，臨床試験において悪心が原因で中断となった症例もあります[13]。臨床試験で用いられた用量のほとんどが60 mg/日なので，有効性が期待できる用量まで増量する過程で中断するリスクがHさんにはあると思います。

確かにHさんは，もともと膵がんの影響で体重が減少していましたし，アナモレリン開始後に食欲が改善してようやく体重が回復してきた状態ですからね。処方薬の副作用で食欲が低下しないか心配していたことも考慮すべきですよね。ほかに確認すべき点はありますか？

Hさんは弓部大動脈瘤（人工血管置換術施行）の既往歴があってアスピリンを服用していますよね。デュロキセチンはアスピリンとは併用注意（併用による出血傾向増強）であることにも留意する必要があります。そういう背景からもプレガバリン選択は妥当だと判断できます。用法用量に関しては，どのように評価しますか？

添付文書では，150 mg/日を開始量として記載されていますが，高齢なので減量開始は妥当だと思います。

もう少し薬剤師の視点で評価してみましょう。まず，この患者の腎機能は確認しましたか？

確認していませんでした。血清Crが0.92 mg/dLでクレアチニンクリアランス（CCr）は58.7 mL/minですね。

添付文書上では，CCr30〜60 mL/minの患者に対して，75 mg/日（1回25 mg 1日3回又は1回75 mg 1日1回）が推奨されていますよね。腎機能患者ではAUC増加や$T_{1/2}$延長が起こるので，減量開始が推奨されている背景を知っておかないといけませんよね。また，高齢者（67〜78歳のデータ）ではさらにAUC増加や$T_{1/2}$延長が起こるため，Hさんの場合は開始後も傾眠やめまいなどの発現に注意しましょう。

用法は1日1回夕食後でよいのですか？

Hさんは神経障害性疼痛による夜間睡眠障害に苦痛を感じていたため，プレガバリンを1日1回夕食後で開始すれば，疼痛の軽減効果と，副作用（眠気）によって睡眠が得られる可能性がありますし，血中濃度の観点からも日中に眠気が生じるリスクが少なく済むと思います。それと，空腹時よりも食後のほうが浮動性めまいが少なかったというデータもあります。この辺りはすべて添付文書に記載されているので，後で復習しておきましょう。

薬剤師による対処のポイント

服薬指導

- 末梢神経障害に対する支持療法薬は限定的であり,「疼痛」に効果が期待できる一方で,「しびれや感覚異常」に対しては効きにくいことを理解したうえで患者に説明する。
- プレガバリンとミロガバリンでは傾眠,デュロキセチンでは悪心の副作用に注意する必要があるが,患者に過度な不安を与えないように配慮して説明する。
- プレガバリン,ミロガバリン,デュロキセチンの3剤ともに治療域の幅が広いため,開始後の症状経過を来院ごとに報告するよう説明する。
- 今回の症例における服薬指導の一例を下記する。前述した解説と照らし合わせながら参考にしていただきたい。

服薬指導の例

しびれが続いてつらいですよね。
今回処方されたプレガバリンですが,しびれに伴う痛みに対して効果が期待できる薬です。Hさんのように,ピリピリ痛む症状がある方に使うことで痛みが緩和される可能性があります。
この薬には吐き気や食欲低下の副作用はありませんので,ご安心ください。眠気の副作用がありますが,Hさんは夜眠れていない状況なので,痛みの緩和と薬による眠気によって熟睡できるかもしれません。
まずは処方通り開始してみて,しびれや痛み,眠気の状況に関して次回教えてください。

医療スタッフとの連携

・前述した通り，牛車腎気丸やメコバラミンは予防薬として推奨されない。処方されているケースがあった場合は，患者の症状を評価したうえで，処方意図を医師に確認する。

・治療薬としてのプレガバリン，デュロキセチン，ミロガバリンに関しては治療域が患者によって異なるため，副作用とのバランスによる用量調節が必要となる。漫然と継続しないように薬剤師も継続評価し，増量や減量を積極的に提案していく。また，効果が得られていない場合は，中止や他剤への変更を提案する。

・支持療法薬で対処できない場合は，抗がん薬の減量や休薬を医師と協議する。

・緊急性を要するギラン・バレー症候群，下肢静脈血栓症，脳血管障害など（表3）が疑われた場合は速やかに医師へ連絡し，検査の追加や診察を依頼する。この場合はトレーシングレポートでの対応ではなく，即座に対応する。

引用文献

1) Cancer. 119: 648-55, 2013.
2) Thromb Res. 125: 490-3, 2010.
3) 日本臨床腫瘍研究グループ：有害事象共通用語基準 v5.0 日本語訳JCOG版「末梢性運動ニューロパチー」. https://jcog.jp/assets/CTCAEv5J_20220901_v25_1.pdf（2024年9月29日閲覧）
4) 日本緩和医療薬学雑誌. 4: 1-13, 2011.
5) Int J Clin Oncol. 20: 767-775, 2015.
6) 癌と化学療法. 40: 1189-93, 2013.
7) Int J Clin Oncol. 20: 866-871, 2015.
8) エルプラット®特定使用成績調査（結腸癌における術後補助化学療法）の最終集計報告.株式会社ヤクルト本社.
9) Oncol Res. 20: 179-185, 2012.
10) Support Care Cancer. 24: 547-553, 2016.
11) Clin Drug Investig. 40: 249-257, 2020.
12) Support Care Cancer. 20: 1491-1497, 2012.
13) JAMA. 309: 1359-1367, 2013.
14) Anticancer Res. 35: 359-363, 2015.
15) Cancer Chemother Pharmacol. 82: 787-793, 2018.
16) 医療薬学. 47: 1-9, 2021.
17) BMC Cancer. 21(1): 1319, 2021.
18) BMC Cancer. 23(1): 1098, 2023.

2章　症状アセスメントの実際

がんのエキスパートの思考と対応方法を学ぶ

7 高血圧

- 高血圧は，脳心血管病の主なリスク因子であり，がん患者およびがん生存者においては一般集団よりも有病率が高い[1]。

- 抗がん薬による高血圧の好発時期は薬剤によって異なり，なかには治療期間終了後に高血圧を生じさせる薬剤がある。

- 薬剤性と他要因との鑑別が重要であり，OPQRST問診で確認する。

症例提示

Case：I さん　60歳代　女性

既往歴

・特になし

現病歴

・不正出血で近医受診し，子宮体がん疑いとして当院紹介となった。

・当院CTにて骨盤リンパ節増大，傍大リンパ節腫大が指摘され，子宮体がんⅢC2として準広汎子宮全摘出術＋両側付属器摘出術＋大網切除術＋傍大動脈リンパ節郭清＋骨盤内リンパ節郭清術を施行した。病理検査の結果，再発高リスクとしてパクリタキセル＋カルボプラチン併用療法（TC療法）を6コース施行した。

・TC療法終了7カ月後のCTで傍大動脈リンパ節再発，腹腔内播種再発となり，レンバチニブ＋ペムブロリズマブ併用療法（LEN+Pem療法）が導入された。

患者主訴
LEN+Pem療法1コース目 day15

「最近血圧が高くて，前回処方されたアムロジピンを飲み始めました。診察前の血圧は155/92 mmHgです。先生（医師）からはまだ血圧が高いのでもう1つ血圧の薬を追加すると聞いています。こんなに早く血圧が高くなって大丈夫なのでしょうか。抗がん薬治療を続けるのが不安です。」

検査所見（一部抜粋）

項目	測定値	施設基準
血清Cr [mg/dL]	0.89※	0.65−1.07
AST [U/L]	21	13−30
ALT [U/L]	19	10−42
T-Bil [mg/dL]	0.6	0.4−1.5
血清K	4.0	3.6−4.8
尿タンパク	1+	−

※ CCr：58.3 mL/min

処方情報

Rp				
1) レンバチニブカプセル10 mg	1日1回	朝食後	1回2 cap	7日分
2) アムロジピン錠2.5 mg	1日1回	朝食後	1回1錠	7日分
3) アジルサルタン錠20 mg	1日1回	朝食後	1回1錠	7日分

患者主訴と処方情報から注目すべきポイントを押さえよう

 新人薬剤師：アムロジピンを開始しても血圧が高い患者ですね。レンバチニブの副作用だと思いますが，アジルサルタンが追加になったのであれば安心ですね。

 がん専門薬剤師：そのように評価するにはまだ早いですよ。血圧の測定状況や推移の情報は十分でしょうか。まずは得られた情報を整理してみましょう。

Check Point

- 血圧上昇が認められる（血圧の測定状況を把握する）。
- アムロジピンを内服しているが，診察前の血圧は高値である（アムロジピンの内服状況，家庭血圧と来院時血圧の推移を把握する）。
- 抗がん薬治療継続への不安がある（患者の不安を把握する）。

要因を推測しよう

高血圧の原因として，どのようなものが考えられるのでしょうか？

がん以外の疾患や薬剤性の要因が隠れている可能性があります。なかにはがん治療より優先して対応しなければならない疾患も含まれるので，鑑別が必要ですね（表1）[2]。

抗がん薬治療中だと抗がん薬の副作用を疑ってしまいそうになりますね。

そうですね。薬剤師としては特に薬剤性の要因を否定しておきたいですね。最近始めた薬剤や健康食品があるかもしれません。また，不適切な血圧測定[2]やアムロジピンの飲み忘れ，レンバチニブの過量内服がないことの確認も必要です。プロセスに沿って要因を考えていきましょう（図1）。

薬剤性の要因が否定できるかプロセスに沿って考えることが重要です。

複数の要因から原因を特定するためのポイント

表1 高血圧の要因となりうる薬剤や疾患[2]

薬剤性	併存疾患/合併症
・NSAIDs ・甘草 ・グルココルチコイド ・シクロスポリン,タクロリムス ・エリスロポエチン ・エストロゲン ・交感神経刺激作用を有する薬剤 など	・腎実質性高血圧 ・腎血管性高血圧 　(アテローム性動脈硬化,塞栓性閉塞, 　血栓症など) ・副腎性高血圧 　(原発性アルドステロン症, 　クッシング症候群,褐色細胞腫など) ・甲状腺疾患 　(甲状腺機能亢進症/低下症など) 　など

NSAIDs：非ステロイド性抗炎症薬 　　　　　　　　　　　　　　　　　　　　文献2)を基に作成

図1 原因特定のプロセス

```
高血圧の副作用をもつ薬剤の使用歴はあるか？
       │
   ┌───┴───┐
  なし    あり
   │       │
   │   どのタイミングで発現したか？
   │       │
   │   ┌───┴───┐
   │ 被疑薬導入前  被疑薬導入後
   │   │         │
   │   │    被疑薬や高圧薬のアドヒアランス
   │   │         │
   │   │      ┌──┴──┐
   │   │    問題なし  問題あり
   │   │      │      │
併存疾患/合併症  薬剤性の高血圧  アドヒアランス不良
```

症例から必要な情報を把握しよう

Iさんから聞くべきことや注意すべき所見はありますか？

問診で必要な情報を聴取することにあまり自信がないです…。

OPQRST問診で確認していくと必要な情報が聴取できますよ（表2）。実際に患者に問診するので，隣でアセスメントのポイントを学んでみましょう。

問診

診察前の血圧は155/92 mmHgでしたね。治療前の血圧と血圧上昇の時期を確認したいのですが，自宅での血圧は記録していますか？

はい。日誌に記録しています。治療前の血圧は110/60 mmHgくらいでしたが，レンバチニブを始めた5日目頃から血圧が高くなりました。6日目からアムロジピンを1錠（2.5 mg）飲んでいます。

Iさん

日誌を確認しますね。確かに，5日目以降は140-150/90-100 mmHgと高めですね。7日目と8日目の朝は160台/100台mmHgとほかの日より高いですが，このときは測り直しても同じくらいでしたか？

普段は朝食前に測るのですが，このときは旅行中だったので朝食後に1回測っただけでした。

そうだったんですね。頭痛や動悸，呼吸がしづらいことはありませんでしたか？

そのようなことはなく，旅行を満喫できました。

それはよかったですね。アムロジピンの飲み忘れやレンバチニブを多く飲んでしまうことはなかったですか？

両方とも間違えず飲んでいました。

OPQRST問診で聴取していくと，必要な情報が整理できるのがわかりました。

day7とday8の朝の血圧上昇は測定のタイミングが適切でなかったこと，測定をやり直していないことから真の血圧ではない可能性が考えられますね。このように，前後の血圧から乖離があるときは測定状況を確認することが大切です。

普段しっかり測定できている患者でも確認する必要があるんですね。測定が不適切な状況を認めた際は，改めて測定方法を説明するようにします。頭痛や動悸，呼吸のしにくさを確認していましたが，症状があった場合の対応はどのようにしたらよいでしょうか。

高血圧は症状がないことがほとんどですが，臓器障害を伴うと自覚症状が出現しやすくなります。臓器障害が重症化すると死に至ることもあり，判別には検査が必要です（表3）。不足している検査があれば，医師に提案しましょう。

わかりました。問診の結果，Iさんのアムロジピンやレンバチニブのアドヒアランスには問題がないようですね。

そうですね。Iさんの場合は症状，発現時期，経過からレンバチニブによる高血圧の可能性が高いです。Iさんの高血圧の重症度はわかりますか？

day7とday8の朝を除いた血圧推移から，CTCAEではGrade2に該当すると思います。

そうですね。高血圧のCTCAEはバージョンによって基準が変化していますので，最新のものを確認するようにしましょう（表4）。

血圧の推移に疑問が生じた場合は想定される背景を考え，一歩踏み込んだ問診を行うことが重要です。

アセスメントのポイント

表2 必要な情報を引き出すコツ（OPQRST問診）

項目	質問事項	今回の症例
onset：発症機転	治療前の血圧は？ 高くなったのはいつから？	治療前の血圧は110/60 mmHgくらい。 レンバチニブday5から上昇。
paliative/provoke： 寛解/増悪	一時的な血圧の上昇はあったか？ そのときの測定方法は適切だったか？	day7とday8の朝のみ160台/100台mmHgに上昇。 旅行中で食前に測定すべきところ，食後に測定。1回のみの測定。
quality/quantity： 性状/強さ	自宅での血圧推移は？	day1〜4：115-135/60-80 mmHg day5〜：140-150/90-100 mmHg
region：部位	―	―
symptoms： 随伴症状	付随する症状は？ （例；頭痛や動悸，呼吸のしにくさ）	なし。
time course： 時系列	day●〜●まで続いた？	1コース目day5より増悪，現在も持続。

文献3）を基に作成

見逃せない所見

表3 臓器障害が推測されるケースと対処法

臨床症状	推測される原因	検査・特徴
頭痛，悪心・嘔吐，視力障害，意識障害，けいれん	高血圧性脳症	頭部CT，脳MRIを行う。MRIでは頭頂-後頭葉の白質を中心に可逆性後部白質脳症（PRES）の所見がみられることが多い。
四肢の脱力・麻痺，感覚障害，構語障害，意識障害，頭痛	脳血管障害	頭部CT，脳MRI
呼吸困難，チアノーゼ	急性心不全	心電図，胸部レントゲン写真，心臓超音波検査，血液検査（例；BNP・NTproBNP）など
胸痛，不整脈，心不全症状	急性冠症候群	心電図，胸部レントゲン写真，心臓超音波検査，血液検査（例；トロポニン）など
胸背部痛，分枝血管の虚血症状	大動脈解離	造影CT検査
カテコールアミン過剰による症状（頭痛，動悸，発汗，頻脈など）	高血圧クリーゼ	全身CT撮影，血液・尿検査
乏尿，高血圧脳症の症状，心不全症状	加速度型-悪性高血圧	血液検査では溶血性貧血（破砕赤血球，血小板減少，高ビリルビン血症，低ハプトグロビン血症など）を認める。尿検査ではタンパク尿を認める。

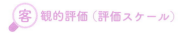観的評価（評価スケール）

表4 高血圧のGrade評価（CTCAE v5.0）とレンバチニブの減量/休薬/中止基準

	高血圧	レンバチニブの減量/休薬/中止基準
Grade 1	収縮期血圧120-139 mmHgもしくは拡張期血圧80-89 mmHg	同じ用量で投与継続
Grade 2	収縮期血圧140-159 mmHgまたは拡張期血圧90-99 mmHg；ベースラインで行っていた内科的治療の変更を要する；再発性または持続性（≧24時間）；症状を伴う＞20 mmHg（拡張期血圧）の上昇または以前正常であった場合は＞140/90 mmHgへの上昇（以前正常であった場合）；単剤の薬物治療を要する。	同じ用量で投与継続 降圧薬の投与
Grade 3	収縮期血圧≧160 mmHgもしくは拡張期血圧≧100 mmHg；内科的治療を要する。または2種類以上の薬物治療もしくは以前よりも強い治療を要する。	休薬し，降圧薬による治療を行う 150/95 mmHg以下に回復次第，1段階減量して投与再開
Grade 4	生命を脅かす（例：悪性高血圧，一過性もしくは恒久的な神経障害，高血圧クリーゼ），または緊急処置を要する。	投与中止

※Grade 5（死亡）は割愛　；は「または」を示す　　　　　　　文献4, 5）を基に作成

薬剤の特性を理解しよう

高血圧を引き起こす抗がん薬にはどのようなものがありますか？

血管内皮増殖因子（VEGF）シグナル伝達経路阻害薬（VSPI）が有名ですが，ほかにも高血圧が報告されている薬剤があります（表5）。

白金製剤でも報告があるのですね。

白金製剤の高血圧はVSPIとは違って治療後何年も経ってから起こる可能性があります。1,289人の精巣がん生存者を対象とした研究では、累積投与量が850mgを超えるシスプラチンを投与された患者の53％が追跡期間（中央値11年）の間に高血圧を発症し、健常対照群と比較したオッズ比が2.3であったとの報告もあります[6]。

高血圧はなぜ生じるのでしょうか？

薬剤によって異なりますが、多くは血管拡張因子である一酸化窒素（NO）の生物学的利用能の低下が関連しています（表5）。

Iさんは早期に高血圧が生じたことに不安を感じているようですが、レンバチニブの高血圧に好発時期はありますか？

国際共同第III相試験（KEYNOTE-775/309試験）における高血圧の初発までの期間［中央値（最小値-最大値）］は全体で15.0日（1日-418日）、日本人では8.0日（1日-147日）と報告されています[5]。Iさんの高血圧発生時期はレンバチニブの影響が生じる想定範囲内と判断できます。また、がん治療による高血圧、特にレンバチニブのようなVSPIやプロテアソーム阻害薬による高血圧は薬剤の中止により可逆的に改善することが多いですよ[7]。

服薬指導で不安を軽減できそうですね。抗がん薬による高血圧に対してはどのような薬剤が使用されるのでしょうか？

抗がん薬による高血圧治療の情報は十分でなく、高血圧のガイドラインに準じた治療が行われています。

降圧薬を選択する際は、薬物動態と薬力学、併存疾患の有無、潜在的な副作用に注意する必要があります。

薬剤に関するポイント

注 意すべき薬剤

表5 高血圧の副作用のリスクが高い薬剤

	薬剤例	昇圧機序の仮説
VSPI	ベバシズマブ,ソラフェニブ,スニチニブ,ニロチニブ,パゾパニブ,ダサチニブ,レゴラフェニブ,カボザンチニブ,レンバチニブ,ポナチニブ,アキシチニブ,バンデタニブ,ラムシルマブ	VEGFは強力な血管拡張因子であり,その欠乏は血管拡張因子であるNOの生物学的利用能の低下と,高血圧の病態生理で重要であり強力な血管収縮因子であるエンドセリン-1の濃度上昇と関連している。VEGFシグナル伝達経路の阻害は活性窒素種,活性酸素種の発生増加とも関連し,血管の酸化ストレスを引き起こす。微小血管密度の低下が生じた結果,血管抵抗が増大し,血圧上昇につながると考えられている。VSPIによる腎機能障害も利尿障害を通じて血圧上昇に寄与している可能性がある。
BTK阻害薬	イブルチニブ,アカラブルチニブ	機序不明であるが,ヒートショックプロテイン70のシグナル伝達の低下とホスファチジルイノシトール3-キナーゼ依存性のNO産生阻害が関連すると考えられている。
プロテアソーム阻害薬	カルフィルゾミブボルテゾミブ	活性酸素種の産生を増加させ,抗酸化経路を促進することにより,酸化ストレスを媒介する。20Sタンパク質分解コアに結合し,その触媒活性を阻害することにより,内皮機能障害やNOの生物学的利用能の低下を引き起こす。
白金系製剤	シスプラチン,カルボプラチン,オキサリプラチン	シスプラチンは薬物曝露後13年経過した段階でも循環中に検出され,これが慢性的な内皮傷害と機能障害の原因となっている可能性がある。
アルキル化薬	シクロホスファミド,ブスルファン,イホスファミド	シクロホスファミドではVEGF濃度の低下とそれに伴う内皮機能障害を引き起こすことが示されている。

（次ページにつづく）

（前ページからつづく）

BRAF/MEK阻害薬	ベムラフェニブ，ダブラフェニブ，エンコラフェニブ，トラメチニブ，ビニメチニブ，コビメチニブ	メラノーマ細胞では，細胞外シグナル制御キナーゼ活性化のリバウンドにより，転写因子である核呼吸因子-1を介してCD47のアップレギュレーションが誘導される。CD47はその後，NOの生物学的利用能とNOが誘導するsGCの活性化を阻害し，血管拡張物質であるcGMPのレベルを低下させる。この一連の現象は，内皮機能障害，血管収縮の増大，その後の緊張亢進につながる可能性が考えられている。
RETキナーゼ阻害薬	セルペルカチニブ	不明
ポリ（ADP-リボース）ポリメラーゼ阻害薬	ニラパリブ	不明
アンドロゲン受容体拮抗薬	エンザルタミド	不明
アンドロゲン合成阻害薬	アビラテロン	CYPを阻害することでテストステロン産生を阻害し，ミネラルコルチコイド前駆体が蓄積する。
アロマターゼ阻害薬	アナストロゾールレトロゾールエキセメスタン	高血圧および心血管関連死亡のリスク増加が示されているが，その機序は不明。
mTOR阻害薬	エベロリムス	mTORを阻害するとVEGF分泌が減少し，VEGFIと同様の降圧作用があると考えられる。

VEGF：血管内皮増殖因子，VSPI：VEGFシグナル伝達経路阻害薬，BTK：ブルトン型チロシンキナーゼ，NO：一酸化窒素，sGC：可溶性グアニル酸シクラーゼ，cGMP：環状グアノシン一リン酸　CYP：チトクロームP450

文献7, 8) を基に作成

支 持療法薬の特徴

▶治療薬

・積極的適応がある場合は表6と禁忌や慎重投与の有無を確認して選択する。

・積極的適応がない場合の第一選択薬はCa拮抗薬，ARB，ACE阻害薬，利尿薬である。

・多くの抗がん薬による高血圧の発症には血管機能障害が関与している。そのため，血管平滑筋細胞の収縮力を強力に低下させるジヒドロピリジン系Ca拮抗薬が有効と考えられている[8]。

・P-糖タンパクやCYP 3 A4で代謝される薬剤を投与中の患者では，相互作用を有する非ジヒドロピリジン系Ca拮抗薬を避ける[8]。

表6 **主要降圧薬の積極的適応**

	Ca拮抗薬	ARB/ACE阻害薬	サイアザイド系利尿薬	β遮断薬
左室肥大	●	●		
左室駆出率の低下した心不全		●[*1]	●	●[*1]
頻脈	● （非ジヒドロピリジン系）			●
狭心症	●			●[*2]
心筋梗塞後		●		●
タンパク尿/微量アルブミン尿を有するCKD		●		

[*1]少量から開始し，注意深く漸増する　[*2]冠攣縮には注意

文献2）を基に作成

2章 症状アセスメントの実際

135

薬剤師の視点から症状に対処しよう

Iさんはアムロジピンをすでに内服していますが、まだ2.5mg/日と低用量ですよね。アムロジピンを増量せず、アジルサルタンの追加でよいのでしょうか。レンバチニブの継続はどのように判断すればよいのでしょうか？

まずは適正使用ガイドを元に考えてみましょう（表4）。Grade2であればレンバチニブの減量や休薬は行わず、同量継続が推奨されます。降圧薬の具体的な推奨はありませんが、一例として、がん研究会有明病院での対応を紹介します（図2）。今回はアムロジピン5mgへの増量でよいと考えますが、降圧不十分な場合はレンバチニブによるタンパク尿も考慮してアジルサルタンを準備しておくのがよいと思います。

アムロジピン増量と昇圧時のアジルサルタン開始を提案するのですね。ほかに確認すべき点はありますか？

提案の前にアジルサルタンの禁忌や慎重投与を確認しましょう。電解質は確認しましたか？

K値は正常範囲内なので、アジルサルタンは20mg/日開始が妥当だと思います。用法はアムロジピンと同じ朝食後でよいでしょうか？

用法についてはガイドラインに記載されていません。2024年の欧州心臓病学会では46,606例を対象とした5件のRCT（BedMed試験、BedMed-Frail試験、TIME試験、Hygia試験、MAPEC試験）によるメタアナリシスの結果、すべての降圧薬は朝内服と夕内服で全死亡に差がなく、骨折、緑内障、認知機能に関するイベントなどにおいても服用タイミングによる影響はない（HR：0.77, 95% CI：0.51〜1.16）と報告されています。ただ、Ca拮抗薬とARBは腎血流量を増加させる作用があります。夜間頻尿を避けるため、今回は朝食

後で開始することを提案しますが，朝の高血圧が続く場合や朝の飲み忘れが多い場合は夕方内服に変更可能と考えます。

図2 高血圧フォローアップチャート（がん研究会有明病院の場合）

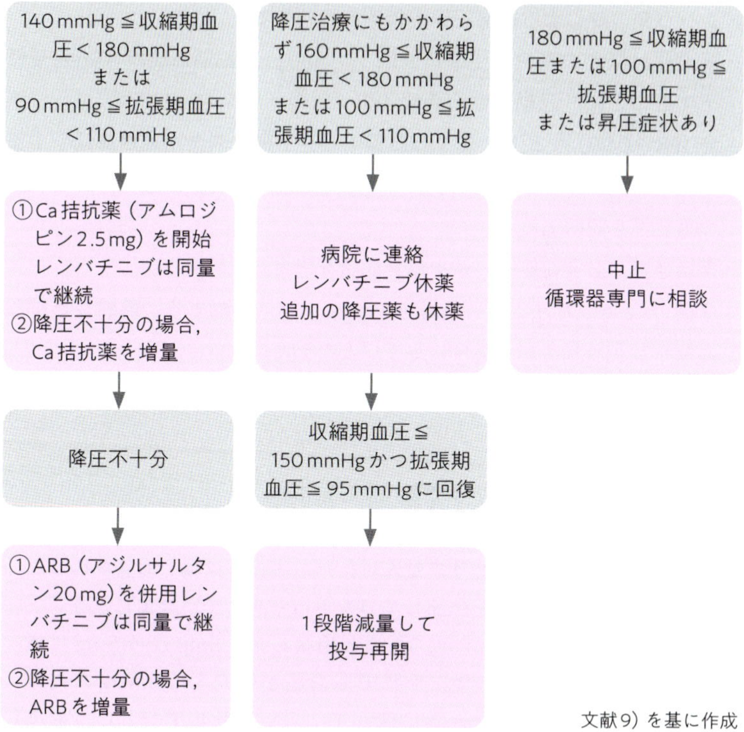

140 mmHg ≦ 収縮期血圧 < 180 mmHg
または
90 mmHg ≦ 拡張期血圧 < 110 mmHg

→

①Ca拮抗薬（アムロジピン2.5 mg）を開始 レンバチニブは同量で継続
②降圧不十分の場合，Ca拮抗薬を増量

↓

降圧不十分

↓

①ARB（アジルサルタン20 mg）を併用レンバチニブは同量で継続
②降圧不十分の場合，ARBを増量

降圧治療にもかかわらず160 mmHg ≦ 収縮期血圧 < 180 mmHg
または100 mmHg ≦ 拡張期血圧 < 110 mmHg

→

病院に連絡
レンバチニブ休薬
追加の降圧薬も休薬

↓

収縮期血圧 ≦ 150 mmHg かつ拡張期血圧 ≦ 95 mmHg に回復

↓

1段階減量して投与再開

180 mmHg ≦ 収縮期血圧または100 mmHg ≦ 拡張期血圧
または昇圧症状あり

→

中止
循環器専門に相談

文献9）を基に作成

薬剤師による対処のポイント

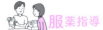
服薬指導

- レンバチニブによる高血圧発現時期を説明する。
- 高血圧は脳心血管病の主要危険因子であり、収縮期血圧が10mmHg低下するごとに、冠動脈性心疾患（RR：0.8）、脳卒中（RR：0.73）、心不全（RR：0.72）などの主要な心血管イベントのリスクが有意に低下することがメタアナリシスで示されている[10]。このため、血圧コントロールの重要性を説明する。
- 電話連絡が必要な血圧の値や自覚症状を患者に説明する。
- 今回のCaseにおける服薬指導の一例を下記に記載する。前述した解説と照らし合わせながら参考にしていただきたい。

服薬指導の例

早い時期に血圧が高くなって驚きましたよね。
レンバニチブによる高血圧は開始8日目前後に生じやすく、Iさんが早すぎるというわけではありません。ただ、高血圧は脳心血管病のリスクを高めるため、お薬を調節してコントロールしていきましょう。
まず、アムロジピンですが、医師と相談して2.5mgから5mgに増量することになりました。それでも血圧が最高140mmHgまたは最低90mmHgを超えたときに備えて、アジルサルタンというお薬を渡しておきます。もし、アジルサルタンを開始しても血圧が最高160mmHgまたは最低100mmHgを超えたときや頭痛や動悸などの体調変化が生じた場合は病院に連絡してください。
また、血圧の測り方ですが、普段の血圧と差が大きいときは5分程度時間を置いて再測定してください。再測定の結果が普段通りならその値を日誌に記載してください。
次回、血圧の推移やお薬の使用状況を教えてください。

医療スタッフとの連携

- 降圧薬開始後も収縮期血圧 ≧ 160 mmHg もしくは拡張期血圧 ≧ 100 mmHg となる場合は，抗がん薬の減量や休薬を医師と協議する。
- 緊急性を要する脳心血管病（表3参照）が疑われた場合は速やかに医師へ連絡し，検査の追加や診察を依頼する。この場合はトレーシングレポートでの対応ではなく，即座に対応する。
- 前述した通り，がん治療による高血圧は薬剤の中止により可逆的に改善することが多い。抗がん薬中止後も降圧薬を漫然と継続しないよう，継続的な血圧推移確認と患者指導が必要である。

引用文献

1) J Clin Oncol, 31: 3673-3680, 2013.
2) 日本高血圧学会 高血圧治療ガイドライン作成委員会 編：高血圧治療ガイドライン2019，p.77, 180-197, ライフサイエンス出版，2019.
3) 厚生労働省：重篤副作用疾患別対応マニュアル重症高血圧，p9-10，2023.
4) 日本臨床腫瘍研究グループ：有害事象共通用語基準 v5.0 日本語訳 JCOG版. https://jcog.jp/assets/CTCAEv5J_20220901_v25_1.pdf（2024年10月23日閲覧）
5) エーザイ株式会社：レンビマ®適正使用ガイド（子宮体癌）. [2024年2月作成]
6) J Clin Oncol, 23: 4980-4990, 2005.
7) Hypertension, 80: e46-e57, 2023.
8) Circ Res, 128: 1040-1061, 2021.
9) エーザイ株式会社：がん化学療法後に増悪した切除不能な進行・再発の子宮体癌に対するチーム医療. [2024年5月作成]
10) Lancet, 387: 957-967, 2016.

2章　症状アセスメントの実際

がんのエキスパートの思考と対応方法を学ぶ

8 心毒性

- がん治療関連心機能障害（CTRCD）は，がん治療に伴う心機能障害であり，無症候性に左室駆出率（LVEF）の低下や症候性の心不全を起こす病態である。

- アントラサイクリン系薬剤によるCTRCDの発生は累積投与量と関連があり，投与量の確認が重要である。

- オアントラサイクリン系薬剤によるCTRCDは急性毒性と長期的な毒性があり，長期生存が可能な患者にとっては致命的な晩期合併症となる可能性がある。

- アントラサイクリン系薬剤以外にも心血管系に影響を及ぼす薬剤があり，それらによる循環器疾患はがん治療関連心血管毒性（CTR-CVT）と総称される。

症例提示

Case：Jさん　40歳代　女性

既往歴

- 急性骨髄性白血病（19歳のときに診断）
- 寛解導入療法としてダウノルビシン150 mg/m^2 ＋ シタラビン700 mg/m^2
- 寛解後療法としてシタラビン大量療法（9 g/m^2）を4コース施行
- 寛解後は再発なく経過している。

現病歴

- 乳房のしこりを感じたため近医を受診し，精査の結果，乳がんと診断された。
- 手術を先行し，stage II B HER2陽性乳がんであり，エピルビシン＋シクロホスファミド（EC）療法→ドセタキセル＋トラスツズマブ＋ペルツズマブ（DHP）療法を受けることとなった。

生活歴

- 飲酒，喫煙歴なし

患者主訴
EC療法3コース目　開始前

「抗がん薬の副作用は思っていたよりもなくて平気です。吐き気も思ったよりなくて，ごはんはいつも通り食べられています。関係ないと思いますけど，前の点滴をしてからドキドキすることが増えた気がします。いつもより動いたときに感じることが多いです。でも気にしなければ特に生活への影響はありませんね。」

検査所見（一部抜粋）

体温：36.4℃　血圧：116/75 mmHg　脈拍：78回/分

項目	測定値	施設基準
好中球 [個/μL]	2,660	—
ヘモグロビン [g/dL]	13.4	11.6–14.8
血小板 [個/μL]	234,000	158,000–348,000
T-Bil [mg/dL]	0.4	0.4–1.5
AST [U/L]	24	13–30
ALT [U/L]	17	7–23（女性）
血清Cr [mg/dL]	0.56	0.46–0.79
Na [mmol/L]	140	138–145
K [mmol/L]	4.2	3.6–4.8
随時血糖値 [mg/dL]	94	73–109
BNP [pg/mL]	28.9	0.0–19.5
D-dimer [μg/mL]	0.5以下	−1.0

処方情報

Rp		
1)	ロキソプロフェン錠60mg	1回1錠　疼痛時
2)	レバミピド錠100mg	1回1錠

患者主訴と既往歴，処方情報から注目すべきポイントを押さえよう

新人薬剤師：現在の治療で大きな副作用は起きていないみたいです。動悸を感じることがあるみたいですが，そこまで気になっている様子ではありません。特に問題もないようなので，このまま治療継続してよいと思います。

がん専門薬剤師：そうですね，面談している様子も元気そうでしたね。ただ動悸の症状は気になります。今の治療で使っている薬剤で心臓に影響するものはありませんか？

アントラサイクリン系薬剤のエピルビシンがあります。でも，2回投与しただけですし，こんなに早く症状は出るのでしょうか？

改めてJさんの情報を確認してみましょう。本当にエピルビシンを2回投与しただけですか？一度，Jさんの情報と必要な検査について考えていきましょう。

Check Point
- 現在の治療だけでなく，今までの治療歴も確認する。
- アントラサイクリン系抗がん薬による心臓障害は無症状や軽度の場合もある。
- CTRCDは早期に介入することで，改善する割合が高まる。

要因を推測しよう

動悸に関して，アントラサイクリン系薬剤による心臓障害を疑いましたが，動悸を起こす要因がほかにないか一緒に確認していきましょう。

うーん，ほかの要因ですか。私がドキドキするのは緊張するときですかね。

そうですね，それもポイントの1つです。不安や緊張といった心因性の原因でも起こることがありますね。ほかにも，心臓にかかわらない体調変化でも起こることはありますね。例えば貧血や発熱，気管支喘息などがあります。あとは薬剤師なのでアントラサイクリン系薬剤以外の薬剤性の要因も考慮すべきですね（表1）。

動悸にもいろいろな原因があるんですね。でも，私も日常で感じることがあるので，Jさんの話を聞いたときもあまり深刻に考えなかったです。

そう考えてしまうのもわかります。ただ，本当に心臓に異常があった場合に，その症状を見落とすと大変危険ですよ（図1）。

担当している患者の背景を踏まえて，動悸という症状を精査すべきかどうか常に考えていきましょう。

複数の要因から原因を特定するためのポイント

表1 動悸の要因となりうる薬剤や疾患

心原性	非心原性			
	ほかの病態	薬剤性	心因性	その他
不整脈 心不全 高血圧 心筋症	貧血 発熱 低血糖 甲状腺機能亢進 気管支喘息 COPD 肺塞栓症 低カリウム 更年期障害	降圧薬 抗不整脈薬 交感神経刺激薬 糖尿病治療薬 気管支拡張薬 甲状腺ホルモン	不安神経症 過換気症候群 パニック障害	緊張 不安 労作性 嗜好品(カフェイン, タバコ, アルコール)

図1 CRT-CVTによる心不全診断のプロセス

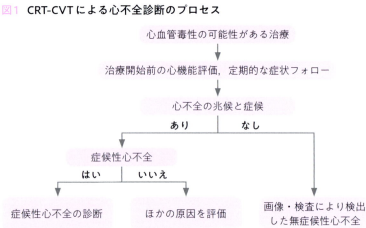

心血管毒性の可能性がある抗がん薬治療を実施している場合は, 治療開始前の評価と治療中の定期的なフォローが重要となる. 心不全の兆候や症状があった場合は, それを見逃さないこと, 心不全以外の要因はないかを評価することが不可欠である. また, 症状がない無症候性の心不全も起こりうるため, 定期的な心機能のフォローが重要である.

症例から必要な情報を把握しよう

アントラサイクリン系薬剤による心不全は累積投与量と相関して心不全の発現割合は高くなります（表2）[1]。また，心筋細胞への障害は不可逆的であり，障害が進行することで心不全が発症します。なので，心不全を疑う症状があった際は見落とさず，必要に応じてすぐに検査をすることが大切です。

わかりました。それでは，早速医師に今回の情報を伝えて検査を依頼してみます。

もちろん，医師に伝えることは最終的には必要ですが，今のままでは検査を提案するに至るまでの根拠が乏しいです。まずは動悸の症状について，ほかの原因がないか問診や検査歴から確認しましょう。

除外するといっても，何を見てどう考えていけばよいか自信がないです。

今ある情報では不足するものを問診から集めていきましょう。OPQRSTという方法があるので，それに基づいて聴取しまとめていきましょう。

表2 左室機能障害の発現頻度

薬剤名		頻度
ドキソルビシン	400 mg/m^2	3-5%
	550 mg/m^2	7-26%
	700 mg/m^2	18-48%
イダルビシン（>90 mg/m^2）		5-18%
エピルビシン（>900 mg/m^2）		0.9-11.4%
ミトキサントロン（>120 mg/m^2）		2.6%
リポソーム型ドキソルビシン（900 mg/m^2）		2%

文献1）を参考として作成

動いたときに動悸がするとのことですが、そういった症状は以前からありましたか？

いえ、以前はなかったです。抗がん薬治療で体力が落ちているのかなって思っていました。

Jさん

動悸ですが、具体的には脈が速く感じるとか、脈が飛ぶような感じがあるとか、脈のリズムが変な感じがするとか、どんな感じでしょうか？

そのなかだと脈が速くなるって感じですね。走った後に感じるような動悸だと思います。

動悸以外で、胸の痛みや息切れ、むくみ、だるさのような症状を感じることはありますか？

そういうのは特にないですね。

何か最近、新しく薬やサプリメントを始めましたか？

そういったことはないです。

今回のケース（表3）では、がん化学療法中に遭遇する心原性以外の動悸の可能性は低そうですね（表4）[2, 3]。また、突然起こる動悸というよりは労作時に起こる動悸のようですね。突発的に起こる動悸や脈拍のリズムに異常がある場合、胸痛を伴う場合などは心不全でなく不整脈や心筋梗塞といった可能性もあるので、より緊急性が高い心疾患についても考えておきましょう。

146

今回は呼吸苦や浮腫もないので、心不全であった場合も軽度と考えてよいのでしょうか？

それは心臓超音波検査などで精査をしないとわかりません。重症度評価というのも設定されているので、それも確認してみましょう（表5)[4]。

心血管毒性のある場合、対応が遅れることで致死的な経過を辿ることもあります。除外したい原因について、その病態を押さえた具体的な質問を行うことを心がけましょう。

アセスメントのポイント

問診

表3 症例から必要な情報を引き出すコツ（OPQRST問診）

項目	質問事項	今回のCase
onset：発症機転	いつ？	EP療法開始後より発症
paliative/provoke：寛解/増悪	ピークは？ 消失時期は？	一過性／いつもより動いたとき
quality/quantity：性状/強さ	どのような症状？ 強さは？	脈が速くなる／胸痛なし
region：部位	場所は？	―
symptoms：随伴症状	付随する症状は？ （腹痛・胃酸逆流など）	呼吸苦、浮腫、倦怠感なし
time course：時系列	day ●～●まで 続いた？	一過性の症状が間欠的に出現

原性以外の動悸を評価するポイント

表4 ほかの原因(非心原性の動悸)が推測されるケース

疾患・病態	鑑別に必要な情報のポイント	がん化学療法中に遭遇するケース
貧血	**客観的情報:** ヘモグロビン 貧血の原因鑑別には、平均赤血球容積や乳酸脱水素酵素、ビリルビン、鉄、不飽和鉄結合能、フェリチンなど **主な症状:** 倦怠感、易疲労性、動悸、頭痛、ふらつきなど	軽度の貧血では無症状のことが多い。また、緩徐にヘモグロビンが低下している場合や、慢性的な貧血でも無症状であることが多い。 がん化学療法中においては骨髄抑制に起因する場合が散見される。それ以外にも、がんの進行に伴い貧血が進行することが多い。また、血管新生阻害薬や抗凝固薬を使用中に急激なヘモグロビン低下を認めた場合は、出血の対応を念頭に置く必要がある。
低血糖	**客観的情報:** 血糖値 併用薬剤(インスリン、血糖降下薬など) **主な症状:** 動悸、発汗、顔面蒼白、振戦 **重度の場合:** 眠気、意識障害	血糖値を測定することで容易に鑑別が可能である。 併存疾患として糖尿病を有する患者で低血糖症状に遭遇するケースが多く、糖尿病の既往を確認することが重要となる。制吐薬として使用されるデキサメタゾンによる血糖上昇に対応するためにインスリンを導入するケースや、抗がん薬による悪心・嘔吐で食事摂取が低下するケースでは特に注意が必要である。
甲状腺機能亢進	**客観的情報:** 甲状腺刺激ホルモン(血清TSH)、甲状腺ホルモン(遊離T3、T4) 免疫チェックポイント阻害薬(ICI)の使用 **主な症状:** 甲状腺の腫大、動悸、発汗、下痢、振戦、体重減少など	TSHやFT3、FT4を測定することで甲状腺機能の評価を行うことができる。 がん化学療法中は無症状でも甲状腺機能異常が検査値からわかることも多い。チロシンキナーゼ阻害薬やICIの使用により、がん化学療法中に定期的に甲状腺ホルモンの検査が実施されるようになってきている。両剤とも甲状腺機能低下が問題となることが一般的である。ただ、ICIの場合は、一過性の甲状腺機能亢進症(破壊性甲状腺炎)を認めてから甲状腺機能低下症に移行することがある[2,3]。

(次ページにつづく)

(前ページからつづく)

肺塞栓症	**客観的情報：** D-dimer, FMC, 酸素飽和度 血圧 下肢静脈血栓症の有無 造影CTなど **主な症状：** 呼吸困難, 胸痛, 発汗, 動悸, 頻呼吸, 意識障害	がん化学療法中のオンコロジー・エマージェンシーの1つであり注意が必要である。 一方で, 日常診療のなかではD-dimerの異常などから発見される無症候性の肺塞栓症患者と遭遇するケースもある。 担がん患者（体内にがんが存在している患者）は血栓のリスクがもともと高いため, 肺塞栓症のリスクに留意して対応することが重要となる。

ICI：免疫チェックポイント阻害薬

文献2, 3) を参考として作成

表5 CTRCDの重症度分類

症候性 CTRCD	最重症	強心薬, 補助循環, 心移植が必要な心不全
	重症	心不全による入院
	中等症	外来での利尿薬や心不全治療強化の必要性
	軽症	軽症の心不全症状, 治療の強化不要
無症候性 CTRCD	重症	新たなLVEF <40％への低下
	中等症	新たなLVEF 10％以上, LVEF 40～49％への低下 　または 新たなLVEF 10％未満, LVEF 40～49％への低下 　かつ 新たなGLS15％以上の低下, または新たな心臓バイオマーカーの上昇のいずれか
	軽症	LVEF ≧ 50％ 　かつ 新たなGLS 15％以上の低下, かつ/または新たな心臓バイオマーカーの上昇

文献4) を参考として作成

薬剤の特性を理解しよう

アントラサイクリン系薬剤の心機能障害は,私も学生の頃に習いました。確か,上限量が設定されていますよね？

その通りですね。先ほどお話ししましたが,累積投与量が増えるとCTRCDの発生が高くなります。そのため,添付文書で累積上限量というものが設定されている薬剤が多いです(表6)[4-15]。また,アントラサイクリン系薬剤の心機能障害は,酸化ストレスやフリーラジカルが影響していると考えられています[16]。
アントラサイクリン系薬剤による心機能障害は同じような機序で起こると考えると,それぞれの薬剤で上限量を見るのではなく,すべてを合わせて考えるべきでしょう。アントラサイクリン系薬剤をドキソルビシンに換算して考えることが一般的です(表6)。

そうなると,以前治療で使用していたダウノルビシンも換算表に基づいて計算して累積投与量を考える必要があるのですね。どのあたりから心機能障害に対して注意すべきか目安はありますか？

わが国のガイドラインではドキソルビシン換算で250 mg/m^{2}以上が心毒性リスクに配慮する量とされています[5]。

アントラサイクリン系薬剤に限らず投与量の上限設定がある薬剤の管理は薬剤師としてかかわるうえで非常に重要なポイントになるため,必ず把握しましょう。

薬剤に関するポイント

ントラサイクリン系薬剤の注意点

表6 アントラサイクリン系薬剤の上限量と換算

薬剤名	上限量	心血管毒性相対比[*]
ドキソルビシン[7]	500 mg/m^2	1
リポソーム型ドキソルビシン[8]	500 mg/m^2	1 [4,5]
ダウノルビシン[9]	25 mg/kg	0.6〜0.75 [4-6]
エピルビシン[10]	900 mg/m^2	0.5〜0.8 [4-6]
ピラルビシン[11]	950 mg/m^2	0.5 [6]
イダルビシン[12]	120 mg/m^2	4〜5 [4,5]
アクラルビシン[13]	600 mg/body	—
アムルビシン[14]	上限量の記載なし（ほかのアントラサイクリン系薬剤を上限量まで使用している場合は禁忌）	—
ミトキサントロン[15]	160 mg/m^2（以前にアントラサイクリン系薬剤を使用している場合は，100 mg/m^2）	3〜10.5 [4-6]

[*] ドキソルビシンを1とする　　　　　　　　　　文献4-15）を参考として作成

薬剤師の視点から症状に対処しよう

アントラサイクリン系薬剤による心毒性については，ある程度理解できましたか？

そうですね。特に上限量や換算，進行すると不可逆的な障害になることがわかりました。ちなみに，もし心機能障害が起こっていた場合はどのように対応すればよいですか？

基本的には，心不全や心血管障害の治療ガイドラインに準じた対応がとられることになります。ただ，CTRCDを起こさないこと，起こった際は早期に治療を開始できることがとても重要です。そのために，治療開始前のリスク評価や治療中〜治療後の定期的なフォローアップが大切です。このなかで，薬剤師としてはアントラサイクリン系抗がん薬の累積投与量を把握し，必要なタイミングで心機能検査を提案できるようになりたいですね。

今回の症例ではドキソルビシン換算で180〜256.5 mg/m^2（表6を参考に計算）になる計算ですよね。

そうですね，一番多いパターンで考えるとフォローアップのタイミングでもあるので，このタイミングで心臓超音波検査などを提案することはよいと思います。

ちなみにアントラサイクリン系抗がん薬のCTRCDを予防する方法はありますか？

現時点では確実な方法はありませんが，ガイドラインでは，心機能障害のリスクが高い患者はARBやACE阻害薬，β遮断薬の予防的な投与が弱く推奨されています[5]。

予防法も確立したものはないんですね。そうなると患者にとっては，とても怖い副作用のように思えますね。

そうですね，こういった副作用は患者にとって明確なリスクとして存在します。また，覚えておいてほしいこととして，投与してすぐに起こらなくても晩期合併症として治療が終了してから長い期間が経過した後に心不全が起こることもあります。乳がん患者ではアントラサイクリン系薬剤とトラスツズマブの治療を受けた患者は治療後に心不全リスクが上がるとの報告や66歳以上の患者では治療終了後9年目以降はがんによる死亡を心血管疾患による死亡が上回るとの報告もあります[17, 18]。がん治療の進歩に伴い，長期生存が可

能である患者が増えてきています。かかりつけ薬局の薬剤師としては，こういった患者を長期的にフォローし，必要に応じて専門医などに連絡できることが大切です。

薬剤師による対処のポイント

服薬指導

- CRTCDは早期に介入することで改善できる可能性が高いため，早期発見のために倦怠感や浮腫，息切れ，動悸などの症状を感じた場合は必ず医療者に相談することを理解してもらう。
- 晩期合併症として心機能障害が治療終了後に起こる可能性がある。そのため，長期的に心機能のフォローをしていく必要があることを説明する。

服薬指導の例

動悸症状があるということですね。今はあまり気にならないかもしれませんが，今回の治療では心臓に影響が出る可能性のある抗がん薬を使っており，心臓に関連した症状の可能性があります。

Jさんは以前，急性骨髄性白血病で治療した際にも同じ系統の抗がん薬を使っていましたね。この薬は，蓄積性の心毒性があり，以前使用した抗がん薬と今回の治療で使った抗がん薬を合算すると，心機能障害のリスクが高くなる数値になっています。このことも踏まえて，一度先生（医師）には心臓の検査を提案しようと思っています。

また，今回の検査結果で問題がなくても，心臓の検査は治療終了後も定期的に行っていく必要があります。もし，動悸や息切れ，むくみなどの症状に気づいた際は今回の治療による影響の可能性もありますので，医師や薬剤師に相談してください。

医療スタッフとの連携

- CTRCDを含めたCTR-CVTのリスクを下げるためには，医療スタッフとの連携とともに患者教育も重要である．特に早期発見および心不全や血栓の治療を開始した場合は，治療薬のアドヒアランスを保つことが重要となる．患者教育という観点では，薬剤師だけでなく各職種と協力して実施していく必要がある．
- CTR-CVDの予防や治療には循環器専門医との協働は不可欠である．循環器疾患のリスクが高い患者や，CTR-CVTの発症が疑われた場合は，主治医だけでなく循環器科へのコンサルトも含めて提案することが重要である．
- 長期間の予後が期待できる小児がんや乳がんなどの場合，治療後の循環器疾患に対する管理が求められる．病院薬剤師と地域薬局薬剤師が連携し，がん治療終了後もかかりつけ薬剤師として生活習慣やアドヒアランスの確認，循環器疾患の早期発見に努める必要がある（図2）．

図2 CTR-CVTに対する薬剤師の長期フォローアップ

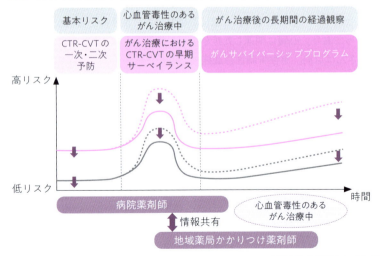

文献19）を参考として作成

引用文献

1) Eur Heart J, 37(26)：2768-2801, 2016.
2) Endocr Rev, 40(1)：17-65, 2019.
3) J Endocr Soc, 2(3)：241-251, 2018.
4) Eur Heart J, 43(41)：4229-4361, 2022.
5) 日本臨床腫瘍学会・日本腫瘍循環器学会 編：Onco-cardiology ガイドライン, 南江堂, 2023.
6) 東和薬品：抗がん剤 NAVI. https://navi.towa-oncology.jp/sideeffect/ctrcd/anthracycline.html（2024年9月27日閲覧）
7) アドリアシン®注用10/50添付文書［第1版, 2022年11月改訂］
8) ドキシル®注20mg添付文書［第1版, 2024年1月改訂］
9) ダウノマイシン®静注用20mg添付文書［第2版, 2024年1月改訂］
10) エピルビシン塩酸塩注射用10mg/50mg「NK」添付文書［第2版, 2024年7月改訂］
11) テラルビシン®注射用10mg/20mg添付文書［第1版, 2023年6月改訂］
12) イダマイシン®静注用5mg添付文書［第1版, 2023年5月改訂］
13) アクラシノン®注射用20mg添付文書［第1版, 2024年1月改訂］
14) カルセド®注射用20mg/50mg添付文書［第1版, 2023年6月改訂］
15) ノバントロン®注10mg/20mg添付文書［第1版, 2023年5月改訂］
16) Trends Pharmacol Sci, 36(6)：326-348, 2015.
17) J Natl Cancer Inst, 104(17)：1293-1305, 2012.
18) Breast Cancer Res, 13(3)：R64, 2011.
19) 日本腫瘍循環器学会編集委員会 編：腫瘍循環器診療 実践トレーニング, メジカルビュー社, 2023.

2章 症状アセスメントの実際

がんのエキスパートの思考と対応方法を学ぶ

9 肝障害

- 肝障害は自覚症状に乏しいという特徴がある。肝障害に伴う症状としては倦怠感，食欲不振，悪心，発熱，浮腫，掻痒感，黄疸などがある。しかし，非特異的なものが多く，血液検査異常として発見されることが多い。

- 薬物性肝障害（DILI）は一般型（中毒性と特異体質性）と特殊型に分類され，免疫チェックポイント阻害薬（ICI）による肝障害は特殊型に該当する[1]。

- ICIによって肝臓に生じる免疫関連有害事象（irAE）には，主に肝細胞が免疫細胞の標的となる肝実質障害と，胆管上皮が標的となる胆管炎（胆道障害），その両方が生じる混合型がある。

- irAEによる肝障害の診断には，irAE以外の肝障害をきたす疾患との鑑別が重要である。鑑別すべき疾患としては，アルコール性肝障害，ウイルス性肝炎，自己免疫性肝炎，薬剤性肝炎，非アルコール性脂肪肝炎（NASH）などがある。

症例提示

Case：Kさん　70歳代　男性　PS：0

📋 **既往歴**

・高血圧

📋 **現病歴**

・咳嗽を自覚し，血痰，背部痛が出現したため呼吸器内科を受診。諸検査（胸部X線，CTやMRI，喀痰細胞診や肺生検など）の結果，進展型小細胞肺がんと診断された。

- 初回化学療法としてカルボプラチン（CBDCA）+エトポシド（ETP）+アテゾリズマブ併用療法（CE療法+アテゾリズマブ療法）を4コース実施。画像評価にて不変（SD）のため，維持療法としてアテゾリズマブ単独療法（21日間毎）を継続中。
- 背部痛で睡眠障害もあり，初回化学療法開始時からアセトアミノフェン錠1,200mg（分4）/日の服用で疼痛コントロールされ，夜間も眠れている。

患者主訴
アテゾリズマブ単独療法 # 5 day1

「2週間くらい前（アテゾリズマブ単独療法 # 4 day7頃）から少し動くとだるさ（倦怠感）を感じます。背中の痛みに対して，アセトアミノフェンを初回化学療法開始時から飲んでいて，痛みは軽くなっていました（NRS：7/10→2/10）。肺がんの悪化でだるくなっているのでしょうかね？それとも高血圧の薬のアムロジピンや痛み止め（アセトアミノフェン）が原因でだるくなっているのでしょうか？投与している薬の副作用も心配です。せっかく痛みも軽減して，出かけられることが増え，生活が楽しくなってきたので肺がん（現病）の悪化や副作用で外出できなくなるのが不安です。」

検査所見（一部抜粋）

検査項目	施設基準	初回化学療法前	アテゾリズマブ単独療法 #1 day1	アテゾリズマブ単独療法 #3 day1	アテゾリズマブ単独療法 #4 day7	アテゾリズマブ単独療法 #5 day1
AST [U/L]	13〜30	22	27	29	122	217
ALT [U/L]	10〜42	30	38	38	170	299
T-Bil [mg/dL]	0.4〜1.5	0.6	0.8	0.8	1.1	1.6
ALP [U/L]	38〜113	52	60	58	62	66
γ-GTP [U/L]	13〜64	41	42	45	40	41

- 肝炎ウイルス検査，自己抗体検査などは異常認めず。

処方情報

Rp				
1) アムロジピン錠2.5mg	1日1回	朝食後	1回2錠	21日分
2) アセトアミノフェン錠300mg	1日4回	毎食後,寝る前	1回1錠	21日分

患者主訴と処方情報から注目すべきポイントを押さえよう

新人薬剤師

2週間くらい前からだるさ（倦怠感）を感じているようです。投与している薬剤には変更はないですし，現病（肺がん）の悪化のように思いますが，主治医に検査（胸部X線やCT検査など）の相談（依頼）をするのがよいでしょうか？

がん専門薬剤師

Kさんの訴えから肺がんの悪化と思うかもしれませんが，血液検査も含めた諸検査を総合的に評価しないと，本当に現病（肺がん）の悪化かどうかは判断できませんね。まずは得られた情報を整理してみましょう。

Check Point

- ✓ 少し動いただけで倦怠感がある（症状の発現時期を確認する）。
- ✓ 呼吸器内科受診時，背部痛により睡眠障害をきたしていたが，背部痛はコントロールされ，夜間は眠れている。現病（肺がん）の悪化や投与中の薬剤（アテゾリズマブ，アセトアミノフェン，アムロジピン）の副作用によるQOL低下を不安に思っている（倦怠感以外の要因を把握する）。
- ✓ 初回化学療法開始前の検査所見には特に検査値異常はなかった。治療途中（アテゾリズマブ維持療法後）から肝機能が悪化している（肝障害の発現時期を確認する）。

要因を推測しよう

倦怠感の原因としては何が考えられるのでしょうか？

現病（肺がん）の悪化も考えられるかもしれませんが、倦怠感が原因となる一例としては、肝機能異常による肝疾患（例；ウイルス性肝炎や自己免疫性肝炎など）や薬物性肝障害（DILI）などがあるため、それらの鑑別が必要になりそうですね（図1）。

図1 肝障害の検査・鑑別診断の手順

肝障害の有無をみつけるための問診・検査

一次検査
- 問診による症状の確認
  肝障害に関連する症状（倦怠感，食欲不振，悪心，黄疸，浮腫 など）
- 血液検査
  肝機能検査（AST, ALT, γ-GTP, T-Bil, ALP など）

毎回，投与日の投与開始前に確認する

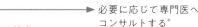
➡ 必要に応じて専門医へコンサルトする*

肝障害の原因を鑑別するための検査

二次検査
- 鑑別診断のための問診・血液検査・画像検査・病理検査
  ・問診：アルコール，薬剤服用の有無
  ・肝炎ウイルス検査：HBs抗原，HBs抗体，HCV抗体
  ・炎症/免疫指標の検査：CRP，WBC，免疫グロブリン
  ・肝予備能の検査：PT活性
  ・自己抗体検査：抗核抗体（ANA），抗平滑筋抗体（ASMA）
  ・画像検査：腹部エコー，腹部造影CT，腹部造影MRI
  ・病理組織学的検査：肝生検

症状や「一次検査」での検査値に異常があれば実施

鑑別すべき疾患
アルコール性肝障害，薬剤性肝障害，自己免疫性肝炎，ウイルス性肝炎，脂肪性肝疾患，がん細胞の肝組織浸潤，胆道系疾患（硬化性胆管炎，細菌性胆管炎，胆石，その他の胆道閉塞）

*1）〜3）の場合は専門医へのコンサルトが望ましい
1）慢性肝疾患を背景にもつ
2）自覚症状を伴う肝障害
3）Grade 2以上の肝障害が持続
文献2）を基に作成

倦怠感の原因には，DILIということもありますね。また，Kさんは背中の痛みで鎮痛薬も服用していましたね。原因を評価するのが難しそうです。

化学療法中の患者に肝機能異常が発生した際には，がんや化学療法以外の原因による障害をしっかり鑑別することが重要ですね（表1）。ほかに感染症や貧血，精神疾患（例；うつ病），睡眠障害，内分泌・代謝疾患（例；糖尿病や甲状腺機能異常），循環器疾患（例；不整脈）などでも倦怠感を生じるので，原因を特定していくことが重要ですよ（図2）。

化学療法中の患者に肝機能異常が発生した際には，がんや化学療法による障害以外の鑑別が重要となります。

複数の要因から原因を特定するためのポイント

表1 肝機能検査値異常時の鑑別

	鑑別疾患		鑑別疾患
AST上昇	筋細胞死（心臓または骨格筋），アルコール性肝炎，溶血，肝硬変または慢性肝疾患	ALP上昇	肝硬変（特に原発性胆汁性肝硬変），副甲状腺ホルモン高値，骨疾患（例；パジェット病，副甲状腺機能亢進症），骨折修復
AST，ALT上昇	肝細胞障害の指標，薬剤（例；アミオダロン，イソニアジド，スタチンなど），アルコール性肝障害，肝炎（ウイルス性，自己免疫性，薬剤性），虚血または低酸素性肝障害，非アルコール性脂肪肝炎（NASH）	ALP，γ-GTP上昇	薬剤，胆管閉塞（さまざまな要因），胆嚢炎または胆石症

（次ページにつづく）

(前ページからつづく)

ビリルビン上昇	肝前性（間接ビリルビン上昇）〔溶血など〕 肝内性（直接ビリルビン上昇）〔肝内胆管閉塞，薬剤（例；カペシタビンなど）〕 肝後性（直接ビリルビン上昇）〔胆管閉塞（さまざまな要因）〕	アルブミン低値	産生低下（吸収障害，炎症状態，肝不全，栄養失調） 喪失増加（ネフローゼ症候群，熱傷，タンパク喪失性腸症） 再分布（腹水）
γ-GTP上昇	薬剤，アルコール，肥満または脂肪肝，鉄過剰，糖尿病，心筋梗塞	INR上昇またはPT延長	ビタミンK不足，ワルファリン投与，凝固異常，肝疾患または肝硬変（さまざまな要因）

文献3）を基に作成

図2 原因特定のプロセス

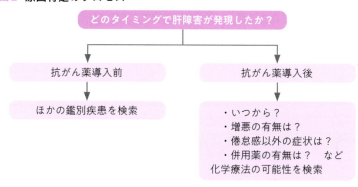

症例から必要な情報を把握しよう

Kさんから聞くべきことや注意すべき所見はありますか？

まず，いつから症状（倦怠感）が出現しているかの確認でしょうか。ほかに問診でどんな情報を聴取すべきかよくわかりません…。

OPQRST問診で確認すると必要な情報が系統立てて聴取できますよ（表2）。一緒にKさんに問診してみましょう。

問診

新人薬剤師

だるさはいつからありますか？ 具体的にはどんな症状で，程度はどれくらいですか？ また，だるさは全身ですか，それとも部分的ですか？ どの程度続いていますか？

Kさん

アテゾリズマブ単独療法に移って4コース目の投与後（day7頃）から少し動くとだるさを感じて，現在も続いています。だるさは全身にあります。

悪化するときはいつですか？

悪化することはなく，ずっと同じ感じです。

がん専門
薬剤師

発熱や吐き気，かゆみ，また，心臓がドキドキしたり，脈が跳ぶような感じなど，ほかの症状はありますか？

発熱や吐き気，かゆみなどはありませんし，脈も普通ですね。

生活上の支障はありますか？

食事も入浴もできますし，生活は大丈夫です。痛み止め（アセトアミノフェン）を服用してからは眠れています。外出が好きですが，動くのもなんだかだるくて外出が億劫です…。

OPQRSTに従って確認できましたね。役に立つ情報を入手できたと思いますが，どのように解釈しますか？

アテゾリズマブ単独の維持療法に移行後から肝障害を認め，だるさの症状が出現していること，倦怠感を生じるような内分泌疾患，循環器疾患，睡眠障害，うつ病などの既往歴もないこと，高血圧や背部痛で服用しているアムロジピンやアセトアミノフェンなども初回化学療法開始前および治療開始時から服用していることなどから，化学療法，特にICIと思われる肝障害が疑わしいですね。

そうですね。問診，検査所見と合わせて確認できたので，考える選択肢が増えましたね。化学療法も維持療法に移行していることを考えると現病（肺がん）の悪化というよりは，化学療法中，特にICI投与による肝障害と考えられるのではないでしょうか。では，Kさんのだるさ（倦怠感）と肝障害の重症度はわかりますか？

倦怠感のCTCAEのGrade評価はわかりづらいです…。

身の回りの日常生活動作が制限されるか否かが評価のポイントなるので覚えておくとよいですよ（表3）[4]。
Kさんの場合，倦怠感はGrade 2に該当しますね（少し動くとだるさを感じ，外出が億劫＝身の回り以外の日常生活動作を制限）。
肝障害の重症度は，アテゾリズマブ単独療法#5開始前ではAST，ALTはGrade 3，T-BilはGrade 1，ALPとγ-GTPは施設基準値に該当しますね（表4）[4]。
重症度がわかったら，肝障害の原因を鑑別する必要がありそうですね（図1）。

原因の鑑別のためにどの検査項目を確認すべきかが難しいです。

血液検査はもちろんのこと，画像検査や肝組織病理検査などの確認が必要です。本症例は問診やほかの血液検査，画像検査などの結果から，アルコール性やウイルス性の肝障害，また主にASTやALTの上昇が認められることから胆管障害，各種胆管炎などは原因として否定的で，irAEによる肝障害が疑われます（表5）[5]。

殺細胞性抗がん薬（CBDCA, ETP）の投与時，肝障害はありませんでしたので，CBDCAやETPによる肝障害，アムロジピンやアセトアミノフェンといったDILIも除外できそうです。

肝障害の原因を鑑別するために，問診や血液検査に加えて，画像検査や病理検査などを確認して総合的に判断しましょう。

アセスメントのポイント

表2 必要な情報を引き出すコツ（OPQRST問診）

項目	質問事項	今回の症例
onset：発症機転	いつ？	アテゾリズマブ維持療法に移ってから出現
paliative/provoke：寛解/増悪	ピークは？ 消失時期は？	なし 増悪なし（横ばい）
quality/quantity：性状/強さ	どのような症状？ 強さは？	少し動くとだるい Grade 2（身の回り以外の日常生活動作を制限するだるさがある，もしくは元気がない状態）
region：部位	場所は？	身体全体
symptoms：随伴症状	付随する症状は？	背部の痛み（NRS：2/10） ※悪化なし
time course：時系列	day●〜●まで続いた？	アテゾリズマブ単独療法4コース目day7頃より出現し，現在も持続

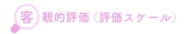

客観的評価（評価スケール）

表3 倦怠感のGrade評価（CTCAE v5.0）

	Grade1	Grade2	Grade3	Grade4
倦怠感	だるさがある；元気がない	身の回り以外の日常生活動作*を制限するだるさがある；元気がない状態	身の回りの日常生活動作**を制限するだるさがある；元気がない状態	―

* 身の回り以外の日常生活動作とは，食事の準備，日用品や衣服の買い物，電話の使用，金銭の管理などを指す
**身の回りの日常生活動作とは，入浴，着衣・脱衣，食事の摂取，トイレの使用，薬剤の内服が可能で，寝たきりではない状態を指す
※Grade5（死亡）は割愛　；は「または」を示す

文献4）を基に作成

表4 肝機能のGrade評価（CTCAE v5.0）

	Grade1	Grade2	Grade3	Grade 4
AST・ALT	>ULN～3.0×ULN	>3.0～5.0×ULN	>5.0～20.0×ULN	>20.0×ULN
T-Bil	>ULN～1.5×ULN	>1.5～3.0×ULN	>3.0～10.0×ULN	>10.0×ULN
ALP	>ULN～2.5×ULN	>2.5～5.0×ULN	>5.0～20.0×ULN	>20.0×ULN
γ-GTP	>ULN～2.5×ULN	>2.5～5.0×ULN	>5.0～20.0×ULN	>20.0×ULN

ULN：基準値上限
※Grade5（死亡）は割愛

文献4）を基に作成

表5 irAEによる肝障害の診断において鑑別すべき疾患と必要な検査

鑑別すべき疾患	鑑別のための検査（問診含む）
1）肝実質障害：AST，ALTの上昇が認められる場合	
ICI以外の薬剤性肝障害	問診（薬剤やサプリメントなどの服用歴），肝生検
アルコール性肝障害	問診（飲酒歴），肝生検
自己免疫性肝炎	自己抗体（抗核抗体，抗平滑筋抗体），血清IgG，肝生検
ウイルス性肝炎	HBs抗原，HBV-DNA，HCV抗体，HCV-RNA
脂肪性肝疾患	腹部エコー，肝生検
がん細胞の肝組織浸潤	腹部造影CT・MRI，肝生検

（次ページにつづく）

(前ページからつづく)

2）胆道障害：ALP，γ-GTPの上昇が認められる場合	
ICI以外の薬剤性胆管障害	問診（薬剤やサプリメントなどの服用歴），肝生検
硬化性胆管炎	腹部造影CT・MRI・MR胆管膵管画像（MRCP），肝生検
細菌性胆管炎	血液検査，腹部造影CT・MRI・MRCP，細菌検査
総胆管結石	腹部エコー，腹部造影CT・MRI・MRCP
悪性腫瘍による胆道閉塞	腹部エコー，腹部造影CT・MRI・MRCP

文献5）を基に作成

薬剤の特性を理解しよう

肝障害を引き起こす抗がん薬にはどのようなものがありますか？

多くの抗がん薬で肝障害を発現する可能性があって，特にDILIの報告がある抗がん薬の使用時は注意が必要ですね。また，分子標的薬（パゾパニブ，レゴラフェニブなど）やICI（イピリムマブやニボルマブなど）も重篤な肝障害を引き起こすことがあります（表6）[6-10]。

KさんのCE＋アテゾリズマブ療法（アテゾリズマブ維持療法含む）ではICI（アテゾリズマブ）を使用していましたね。

そうですね。最近では，ICIは一次治療にも使用され，多くのレジメンに組み入れられて使用頻度も高いので，臨床上問題となるケースも見受けられますよ。

ICIによる肝障害の出現頻度は，ICIの種類によって違いはあるのでしょうか？

抗PD-1抗体もしくは抗PD-L1抗体単剤で2〜10％，抗CTLA-4抗体単剤で1〜15％，両者の併用では15〜30％程度と言われています。Grade3以上の重篤な肝障害は，単剤療法で1〜5％，併用療法で8〜14％程度に認められると言われています[11]。

発現時期に関してはどうなのでしょうか？

発現時期については，使用されたICIの種類によらず，投与開始後4〜8週の間が多いですが，投与後早期に認められる例から，投与終了から1年後に肝障害が出現する例もあります。また，過去にICIの治療歴がある原因不明の肝障害症例では遅発性のirAEによる肝障害の可能性も十分念頭に置く必要があります。

近年では，臨床試験結果からICI単独や併用に限らず，殺細胞性抗がん薬や分子標的薬とICIの併用療法が多くのがん種で保険適応となっていますが，これらの治療中に肝障害が生じた場合，ICIによる肝障害（irAE）なのか，併用薬（殺細胞性抗がん薬，分子標的薬）による肝障害なのかを判別することはできるのでしょうか？

併用時に肝障害の要因を判別することは非常に困難ですね。発症時には，それぞれの治療薬の適正使用ガイドなどによって，薬剤の減量あるいは休薬の手順を確認しておくことが重要ですね。そのため，irAEによる肝障害をきちんと診断するうえで最も重要なのは，前述したように鑑別診断になります（図1，表5）。①問診，②血液検査，③画像検査，④肝組織病理検査などを総合的に判断して診断されますね。

よくわかりました。

近年では，ICI投与によりB型肝炎ウイルス（HBV）が再活性化した症例も報告されていて，既感染者もしくはHBV感染者である場合にはHBV再活性化による肝障害を鑑別する必要もあります。
ICI投与患者では，irAEに対してステロイドを投与すること（後述）によってHBVの再活性化が生じることもあり，ICI投与前に「B型肝炎治療ガイドライン」に準拠した対応が必要になる[12]ので，覚えておくとよいですよ。

とても大事ですね。復習しておきます。

化学療法中に起きた肝障害では，近年使用頻度が高まっているICI治療歴の有無もしっかり確認しましょう。

薬剤に関するポイント

 意すべき薬剤

表6 肝障害の原因となりうる抗がん薬（一例）

薬剤 （主な対象 がん種）	発現頻度		好発時期	リスク因子	特徴
イピリムマブ[6] （悪性黒色腫）	AST上昇（n＝151）		Grade2以上の肝障害の発現は投与開始後3〜9週にみられ，投与終了後，数カ月でも発現する （海外第Ⅲ相試験：MDX010-20試験）	報告なし	重篤または致死性の肝障害（肝機能値異常，肝不全）が報告されている。
	全Grade 2.7%	Grade3 以上 0.7%			
	ALT上昇（n＝151）				
	全Grade 3.3%	Grade3 以上 0.7%			
ニボルマブ[7] （悪性黒色腫， 肺がん）	AST上昇（n＝111）		全Gradeで23日（中央値）である （非小細胞肺がん国内第Ⅱ相臨床試験：ONO-4538-05試験，-06試験）	報告なし	AST，ALT，γ-GTP，ALP増加を伴う肝障害，肝炎が現れることがある。
	全Grade 3.6%	Grade3 以上 —			
	ALT上昇（n＝111）				
	全Grade 2.7%	Grade3 以上 —			

（次ページにつづく）

(前ページからつづく)

薬剤	検査値異常		発現時期	リスク因子	重篤な症状
パゾパニブ[8,9]（腎細胞がん，悪性軟部肉腫）	AST上昇（n＝554）		ULNの3倍以上のALT増加がみられた患者の8.2%は初発まで投与開始後45日以内（腎細胞がん患者を対象とした国際共同第Ⅲ相試験）	60歳以上，4週時のALTがULN超え，ベースラインのT-Bil，ベースラインから初回測定までのT-Bilの変化量	肝細胞障害，肝不全により死亡に至った例がある。
	全Grade 25.0%	Grade3以上 7.0%			
	ALT上昇（n＝554）				
	全Grade 29.0%	Grade3以上 12.0%			
レゴラフェニブ[10]（大腸がん，消化管間質腫瘍）	T-Bil（n＝500）		投与開始後2カ月以内に肝細胞障害型の重症DILIが発現（国際共同第Ⅲ相試験）	肝転移	AST，ALTの著しい上昇を伴う肝障害，黄疸が現れ，劇症肝炎，肝不全により死亡に至る例がある。
	全Grade 5.2%	Grade3以上 5.0%			

肝障害時に減量・休薬の基準が設定されている一部の薬剤を掲載し，発現割合はAST，ALT，ALP，T-BilでGrade 3以上の発現がある項目のみ掲載している。項目記載がない場合は，肝炎／肝不全／肝障害などの副作用と検査値異常をまとめた。

文献6-10）を基に作成

 持療法薬

▶ 予防薬

irAEの発現を予防する薬剤は特定されていない。

▶ 治療薬

ICI投与によって生じたirAEによる肝障害と診断された場合の治療指針に関しては，日本臨床腫瘍学会のがん免疫療法のガイドライン[11]や米国臨床腫瘍学会（ASCO）と全米総合がんネットワーク（NCCN）が作成したICIによるirAEに関するガイドライン[13]がある。

ICI単独療法あるいはICI併用療法によって生じた肝障害のうち，irAEによる肝障害と診断された場合，日本臨床腫瘍学会のがん免疫療法ガイドライン第3版[11]に示される基本的な対処法を以下に挙げる。鑑別診断を実施し，irAEによる肝障害の診断が確定すれば，重症度に応じた治療について検討する。

Gade1 の対応

Grade 1 では ICI の投与は中止せず，肝機能のモニタリングを継続する。血液検査の実施頻度に関しては，1～2回程度/週とされている。モニタリング中に肝障害が増悪すれば，その Grade に応じて対応を変更する。

Grade2 の対応

Grade2 では，ICI 投与を休止し，肝機能のモニタリングを行う。ベースラインの値または Grade1 まで改善した場合は，肝機能を慎重にモニタリングしながら，ICI の再開を検討する。Grade2 の肝障害が 5 ～ 7 日を超えても改善しない場合，もしくは増悪した場合は副腎皮質ステロイドの投与を行う。この際，使用する副腎皮質ステロイドの投与量は，プレドニゾロン換算で 0.5～1.0 mg/kg/ 日として経口投与する。肝障害が Grade1 もしくは開始前の状態に改善した場合は，少なくとも 4 週間以上かけて副腎皮質ステロイドを漸減する。これは肝障害が副腎皮質ステロイド減量中に再発することを防ぐためである。漸減中に肝障害が増悪した場合には，副腎皮質ステロイドを再増量する必要がある。こうした場合の副腎皮質ステロイドの最適な投与期間に関しては，十分なエビデンスがない。副腎皮質ステロイドによる治療を行っている期間は，日和見感染に対しての抗菌薬の予防投与，サイトメガロウイルスをはじめとするウイルスのモニタリングを十分考慮すべきである。

Grade3 以上の対応

Grade3 以上の肝障害では，ICI の投与を中止すべきである。静注メチルプレドニゾロンとして 1.0～2.0 mg/kg/ 日または，その等価量の副腎皮質ステロイドを投与する。症状が Grade 2 に改善した場合には，少なくとも 4 週間以上かけて副腎皮質ステロイドを漸減する。肝障害が 3～5 日を超えて改善しない，または，再度悪化した場合には，ミコフェノール酸モフェチル 1g の 1 日 2 回の投与を行う。3～5 日以内に反応が認められない場合は，ほかの免疫抑制薬の投与を考慮する。アザチオプリンなどが用いられ

ることが多いが，ミコフェノール酸モフェチルやアザチオプリンの投与は保険適応外であることに十分留意する必要がある。インフリキシマブ（抗TNF-α抗体）は肝毒性もあるため，使用しない。また，ウルソデオキシコール酸やグリチルリチン・グリシン・システイン配合薬（例；強力ネオミノファーゲンシー®など）が使用されている報告もみられるが，irAEによる肝障害の治療の第一選択薬は副腎皮質ステロイドである。

確定診断前に安易にこれらの薬剤を使用することは，専門医による肝障害の鑑別診断を困難にさせる可能性があり，使用の際は注意する。

● irAEによる肝障害の治療への反応性

irAEによる肝障害のうちASTやALTの上昇が中心となる肝実質障害型では副腎皮質ステロイド治療に比較的よく反応し，多くの場合，その予後は良好である。

悪性黒色腫に対するニボルマブとイピリムマブ併用の国際共同試験における結果では，irAEによる肝障害の予後が詳細に解析されている[14]。全Gradeでは，併用療法において102例の肝関連副作用出現症例のうち，46例が治療を受け，46例中45例（97.8％）の症例が回復している。Grade3以上の肝障害においても，併用群，単剤群のいずれにおいても全例で回復が確認されている。一方，ALPやγ-GTPの上昇が認められる胆道障害型や混合型では，副腎皮質ステロイドによる治療効果が乏しく，ミコフェノール酸モフェチルなどの免疫抑制薬が必要となることが多いと報告されている[15]。

● irAEによる肝障害のICIの再投与

irAEによる肝障害に関しては，Grade2であればICIの再投与が可能であり，その条件としてわが国のガイドラインでは肝障害がGrade1以下に改善し，メチルプレドニゾロンが10mg/日以下にまで減量できた場合とされている。

最近では，Grade3以上の肝障害を認めた症例におけるICIの再投与に関する報告[16]もみられるようになってきたが，irAEによる重篤な肝障害の改善後にICIを再投与することに関してはデータがいまだに不十分であり，

細心の注意を払う必要がある。

●irAEの治療後の肝機能モニタリング

肝障害だけではなく，なんらかのirAEを発症した24,079例の解析では，6,123例の再投与症例のうち452例（7.38％）にirAEが再発しており，再発したirAEのうち，頻度が高かったものは大腸炎，肝炎，肺炎であったと報告されている[17]。irAEによる肝障害は，ICIの再投与によって比較的再発しやすい病態であると考えられ，ICIの再投与にあたっては肝機能の慎重なモニタリングが必要と思われる。

irAEによる肝障害の改善後も肝機能のモニタリングを継続することは，再発の早期発見という点からも重要であるが，そのモニタリングの必要期間については明らかにされていない。ICI投与終了3〜6カ月後にirAEによる肝障害が出現することなどを考えれば，ICIの投与が中止され，免疫抑制薬による治療が終了しても，少なくとも3カ月程度は肝機能のモニタリングが必要である。

薬剤師の視点から症状に対処しよう

ICI投与による肝障害のある症例に対して，どのような注意が必要となりますか？

まずICI投与中の肝障害といってもさまざまな疾患を鑑別すべきであることがわかりました。治療開始前とICI投与中の定期的な血液検査や問診が非常に重要ですね。

そうですね。Kさんの場合，OPQRST問診などからだるさ（倦怠感）を訴えた時期がアテゾリズマブ単独療法中であったこと，治療過程で併用薬の変更がなかったこと，画像検査，病理検査の結果からICI投与でのirAEによる肝障害であることがわかりましたね。

irAEによる肝障害の重症度からアテゾリズマブ単独療法#5開始前でGrade 3ですので，アテゾリズマブ単独療法はいったん中止でしょうか？

そうですね。Grade 3のirAEによる肝障害ですから，ICIの投与はいったん中止し，静注メチルプレドニゾロン（1.0〜2.0mg/kg/日）の治療が必要な点を指導しましょう。そして，重症度の改善が認められたら，副腎皮質ステロイドは経口薬（プレドニゾロン1.0〜2.0mg/kg/日）に切り替えて4週間以上かけて漸減しながら服用継続することを併せて指導しましょう。

副腎皮質ステロイドを経静脈投与したにもかかわらず肝機能が改善しない，あるいは増悪するようなステロイド抵抗性や，副腎皮質ステロイドを漸減中に再増悪するステロイド依存性のある場合は，肝毒性のあるインフリキシマブ（抗TNF-α抗体）の投与ではなく，ミコフェノール酸モフェチルが推奨され，投与されることも補足しておきましょう。ただし，現時点ではミコフェノール酸モフェチルの使用は保険適応外であるため，投与に際しては主治医と十分な協議が必要ですね。

肝障害の鑑別の必要性と，ICI投与でのirAEによる肝障害の場合の治療法など，いろいろ勉強になりました。

薬剤師による対処のポイント

服薬指導

- 肝障害に伴う症状として特に倦怠感，食欲不振，浮腫，発熱，黄疸といった症状に気づいたときには，医療機関に速やかに連絡するよう患者に指導する。
- 治療歴としてICI投与歴（投与中も含む）があるか確認する。がん種によっては，ICIが初回治療として投与されている症例もあるため，ICIの投与

が終了している場合も irAE による肝障害を念頭に置いておく。

・irAE の発現時期がさまざまであるため，患者自身で症状をモニタリングすることの重要性を理解させ，日記などを活用して症状を観察できるよう指導する。

・採血や画像検査でほかの原因による肝障害が否定される場合（ICI よる肝障害を疑う場合），重症度に応じて副腎皮質ステロイドが投与される。

服薬指導の例

今回のだるさ（倦怠感）は，ICI 投与による肝障害が原因のようです。アテゾリズマブ投与はいったん中止になります。肝機能が Grade 2 以下に改善したので，副腎皮質ステロイドを注射薬から経口薬（プレドニゾロン換算で 0.5 〜 1.0mg/kg/ 日）に切り替え，4 週間以上かけて副腎皮質ステロイドを漸減しながら中止していきます。自己判断で服用を中止しないでください。

もし，副腎皮質ステロイドの漸減の過程で倦怠感や発熱，むくみなどの症状に気づいたら，速やかに病院に連絡してください。この副腎皮質ステロイドには，感染症や消化性潰瘍といった副作用があり，感染を予防する薬（例；バクタ® 配合錠など）や潰瘍を予防する薬（例：ランソプラゾールなど）が併用されるので忘れずに服用してください。

引用文献

1) 厚生労働省：重篤副作用疾患別対応マニュアル 薬物性肝障害 平成20年4月（令和元年9月改定）. https://www.mhlw.go.jp/topics/2006/11/dl/tp1122-1i01_r01.pdf（2024年11月12日閲覧）

2) 日本臨牀, 79（増刊号2）：454-460, 2021.

3) Lancet Oncol, 9: 1092-1101, 2008.

4) 日本臨床腫瘍研究グループ：有害事象共通用語基準 v5.0 日本語訳 JCOG版. https://jcog.jp/assets/CTCAEv5J_20220901_v25_1.pdf（2024年10月23日閲覧）

5) カレントテラピー, 41: 622-627, 2023.

6) 小野薬品工業株式会社／ブリストル・マイヤーズ スクイブ株式会社：オプジーボ®（ヤーボイ®又は他の抗悪性腫瘍剤併用療法）・ヤーボイ®適正使用ガイド［2024年8月作成］

7) 小野薬品工業株式会社：オプジーボ®適正使用ガイド［2024年12月作成］

8) Lancet, 379: 1879-1886, 2012.

9) ノバルティスファーマ株式会社：ヴォトリエント®錠インタビューフォーム［2024年2月改訂］

10) Lancet, 281: 303-312, 2013.

11) 日本臨床腫瘍学会 編：がん免疫療法ガイドライン第3版, 金原出版, 2023.

12) 日本肝臓学会肝炎診療ガイドライン作成委員会 編：B型肝炎治療ガイドライン 第4版. https://www.jsh.or.jp/lib/files/medical/guidelines/jsh_guidlines/B_v4.pdf（2024年11月12日閲覧）

13) J Natl Compr Canc Netw, 17: 255-289, 2019.

14) J Clin Oncol, 35: 3807-3814, 2017.

15) Hepatol Int, 15: 1278-1287, 2021.

16) Cancer, 126: 5088-5097, 2020.

17) JAMA Oncol, 6: 865-871, 2020.

2章　症状アセスメントの実際

がんのエキスパートの思考と対応方法を学ぶ

10 腎障害

- 腎障害の鑑別〔慢性腎障害と急性腎障害（腎性，腎前性，腎後性）〕について理解する。

- がん薬物療法における薬剤性腎障害は発生率の高い臓器障害である[1]。

- 代表的な薬剤としては抗菌薬，非ステロイド性抗炎症薬（NSAIDs），抗がん薬が挙げられる[2]。代表的な抗がん薬として白金製剤やメトトレキサートなどがある。

- 薬剤性腎障害を引き起こす薬剤は被疑薬を確認し，早期に中止あるいは減量することが重要となる。

症例提示

Case：Lさん　60歳代　男性

📋 **既往歴**
・高血圧，高脂血症

📋 **現病歴**
・小細胞肺がんと診断された。
・脳転移に対して放射治療を施行した。
・一次治療としてシスプラチン＋エトポシド併用療法が導入された。

患者主訴

シスプラチン＋エトポシド療法1コース目day7

「だるさのせいか食欲がなくて，全身のむくみもあるのであまり歩きたくないです。ベッドで過ごす時間が長くなってます。まだ熱はありませんが，抗がん薬で免疫が下がりやすい時期になってきたんですかね？」

検査所見（一部抜粋）

項目	測定値	施設基準
WBC [×10^3/μL]	4.42	3.3-8.6
Plt [×10^3/μL]	184	158-348
好中球 [×10^3/μL]	1.99	1.49-4.67
Hgb [g/dL]	14	13.7-16.8
血清UN [mg/dL]	26	8.0-20.0
UN/Cr	21	10
血清UA [mg/dL]	―	3.0-7.7
血清Cr [mg/dL]	1.79※	0.65-1.07
eGFR [mL/min/1.73m^2]	45.7	60
Na [mEq/L]	138	135-147
K [mEq/L]	4.8	3.6-5.0
CL [mEq/L]	103	101-108

※CCr：32.4 mL/min

処方情報

Rp				
1) アムロジピン錠5mg	1日1回 朝食後	1回2錠	7日分
2) ロスバスタチン錠5mg	1日1回 朝食後	1回1錠	7日分
3) ファモチジン錠20mg	1日2回 朝食後・就寝前	1回1錠	7日分
4) メトホルミン錠250mg	1日3回 毎食後	1回1錠	7日分
5) ボグリボース錠0.2mg	1日3回 毎食直前	1回1錠	7日分
6) ロキソプロフェン錠60mg	1日3回 毎食後	1回1錠	7日分
7) レバミピド錠100mg	1日3回 毎食後	1回1錠	7日分
8) ドンペリドン錠10mg	1日3回 毎食前	1回1錠	7日分

患者主訴と処方情報から注目すべきポイントを押さえよう

新人薬剤師：抗がん薬を投与してからもうすぐ2週間が経ちますね。シスプラチンによる骨髄抑制の影響でしょうか。安静に過ごしてもらうことが大事ですよね？

がん専門薬剤師：シスプラチンによる骨髄抑制も検討できますが，血液検査の結果は確認しましたか。四肢のむくみもあるようですね。

本当ですね。むくみとだるさの症状がありますね。

腎機能や電解質の値はどうでしょうか？　一緒に考えてみましょう。

Check Point

- ✓ 四肢の強いむくみがある（下肢や足首，まぶた周囲に浮腫がみられやすい）。
- ✓ 倦怠感が伴い，日常生活への影響がある（エネルギー代謝異常によるだるさや疲れやすさが顕著になる）。
- ✓ 抗がん薬（シスプラチン）による副作用（骨髄抑制）だと考えている（副作用の好発時期の確認も必要である）。
- ✓ 腎機能，電解質の異常が認められる（呼吸苦，息切れ，胸部症状なども確認する）。

要因を推測しよう

白血球や血小板などの数値をみると正常範囲内ですね。腎機能の数値が低下しており，急性腎障害（AKI）なども考えられるでしょうか。

AKIは考えられる可能性の1つですね。今までは急性腎不全（ARF）という用語が用いられていましたね。2012年に国際的腎臓病ガイドライン機構が急性腎臓病の基準であるKDIGO基準を作成し，腎機能の低下に対して早期や初期の軽症の段階から重症の段階まで使えるAKIという用語が定着しています[3]。AKI診断基準を併せて確認しましょう（表1）。

AKIのほうがARFよりも広い意味で使われているんですね。

はい。KDIGO分類は，48時間以内に0.3 mg/dL以上の増加，7日以内に血清Crの1.5倍以上の上昇，または6時間超の尿量減少（<0.5 mL/kg/時）の1つを満たせばAKIと診断し，血清Crの増加，尿量減少の程度により3段階の重症度に分類されます。抗がん薬治療前の血清Crの値はどうでしたか？

ベースラインの血清Crは0.69 mg/dLでした。尿量は変わりなさそうですが，血清Crの上昇割合からKDIGO分類ではStage2に分類されると思います。

そうですね。では，腎障害の分類としてどのようなものがありますか？

腎前性，腎性，腎後性の3つに分類されると思います。

その通りです。それぞれの原因や機序も確認して問診する必要がありそうですね（表2）。

腎障害の分類と原因も確認し，場合によっては医師に尿検査や画像検査の追加を相談してもよいでしょう（表3）。1つずつ確認し状況を整理していきましょう（図1）。

複数の要因から原因を特定するためのポイント

 断基準・病期分類（AKI）

表1 AKIの診断基準と病期分類

定義（いずれか1つを満たせばAKIと診断）
1. 血清Cr ≧ 0.3 mg/dL(48時間以内)
2. 血清Crの基礎値から1.5倍上昇(7日以内)
3. 尿量0.5 mL/kg/hr以下が6時間以上持続

	stage1	stage2	stage3
血清Cr基準	血清Cr ≧ 0.3 mg/dL もしくは 血清Cr1.5-1.9倍上昇	血清Cr2.0-2.9倍上昇	血清Cr ≧ 4.0 mg/dLまでの上昇もしくは血清Cr3.0倍上昇もしくは腎代替療法開始
尿量基準	尿量0.5 mL/kg/hr未満 6時間以上	尿量0.5 mL/kg/hr未満12時間以上	尿量0.3 mL/kg/hr未満24時間以上もしくは12時間以上の無尿

文献3)を基に作成

 類（AKI）

表2 AKIの分類

分類	原因/機序
腎前性	嘔吐による脱水や循環障害（大出血，心原性ショックなど）に伴う腎血流量の低下
腎性	薬剤や出血などによる糸球体障害や尿細管壊死による腎実質障害
腎後性	尿路閉塞・圧迫（前立腺肥大，泌尿器がん，結石）などの尿路以上に伴う排泄障害

文献3)を基に作成

表3 腎障害の原因となりうる抗がん薬や疾患

副作用	並存疾患/合併症	がん症状
・白金製剤 ・NSAIDs ・抗菌薬 ・H2ブロッカー ・スタチン, フィブラート系薬 ・ACE阻害薬/ARBなど	・高血圧 ・糖尿病 ・脂質異常症 ・高尿酸血症 ・心臓病・脳血管障害など	・腫瘍細胞の浸潤や腫脹による尿路閉塞, 腎血管の圧迫 ・腫瘍細胞による膜性腎症など

図1 原因特定のプロセス

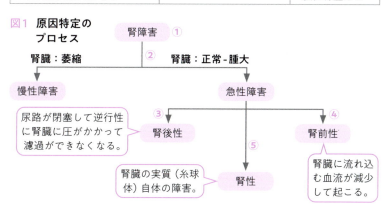

① 既往歴, 新規薬剤の導入, 検査所見としては尿細管障害の増悪因子としての低カリウム血症, 低マグネシウム血症, 腫瘍崩壊時の異常としては高尿酸血症などがある。腎前性である脱水の指標としては, Hb値, Ht値, Alb値の上昇などが一般的である（体液量, 特に細胞外液量減少時において, 循環血液量が減少する一方で, 赤血球容積は相対的に不変なため, 赤血球容積を循環血液量で割った値であるHt値は上昇する。Hb値, 血清Alb値も同様に変動する）。

② 画像検査で腎臓の形態を確認する。慢性腎障害の際は腎臓が萎縮している。急性腎障害, 特に腎後性の際は腎臓が腫大する（腎前性, 腎性の場合は正常であることも多い）。

③ 腎後性腎障害の評価のために, 骨盤腔内手術や前立腺肥大などの既往歴と超音波やCTなどによる尿路の拡張状況を確認する。

④ 腎前性腎障害の評価のために脱水症（下痢, 嘔吐, 食欲不振など）や尿Na濃度, 尿中Na排泄率（FENa）, 尿素窒素排泄分画（FEUN）の数値を確認する。

⑤ 糸球体性疾患, 間質性腎炎の有無を確認する。

＊腎後性→腎前性→腎性の順に鑑別を行っていく。

症例から必要な情報を把握しよう

Lさんから追加で聞くべきことはありますか？

むくみの発現時期などですかね。

そうですね。そのほかにも悪心・嘔吐や下痢などによる脱水症状，AKIの原因となりうる薬剤の使用状況についても確認したほうがよいかもしれません。

上手に確認する自信がないです。

OPQRSTを意識しながら確認するとよいでしょう。一緒にLさんのところに話を聞きにいきましょう（表4）。

問診

だるさもあってつらいですよね。吐き気が酷かったり，水のようなお通じが続いたりすることはありませんか？

吐き気はありませんがここ2，3日で少し食欲が落ちています。お通じも普段通りで1日1回くらいですね。

Lさん

水分はどのくらいとれていますか？

1～1.5L程度は水分をとっています。

むくみがあるようなので，少し詳しく聞かせてもらえますか？

今日くらいから手や足のむくみが酷くなっています。

 ここ1カ月で何か新しく始めた薬はありますか？

 3週間くらい前から背中の痛みがあって痛み止めと胃薬を出してもらっています。

 ロキソプロフェンとレバミピドですね。むくみがひどくなってから生活への支障はありますか。靴を履くのがつらいことはありませんか？

 むくんでいる部分を押すと痛みもあります。なんとか靴を履くことはできますが、少しの距離を歩くのもつらいです。

 むくみは両方の手足もしくは片方だけでしょうか？

 両方に出ていますね。

 手足の発赤や熱感はありますか？

 今のところそういった症状はなさそうです。

 息苦しさや手足の冷感もなさそうですかね？

 はい。あとは倦怠感のせいで食欲がないくらいですね。

問診は緊張しましたが,必要な情報が揃ってきましたね。

両側性のむくみがあることや日常生活への影響などが見えてきました。片側性のむくみがある場合は深部静脈血栓症,起坐呼吸や四肢の冷感を伴う場合は心不全などほかの原因も考慮する必要がありそうですね(表5)。

浮腫の重症度を考える必要もありますが,苦手なんですよね。

浮腫について,患者にとってイメージしやすい日常生活動作をどのように質問するか事前に決めておくとよいです。Lさんの場合だとGrade2となりますね(表6)。

医師に相談した尿検査や各種検査の結果も出てきましたね。

まずは腎後性腎障害から考えてみましょう。画像検査では腎臓の萎縮や尿路の閉塞は認められませんでしたね。

次は,腎前性腎障害ですね。原因として悪心・嘔吐,下痢による脱水や大量出血などが挙げられますよね。Lさんは水分は十分に飲めているようでしたし,下痢はないと言っていました。

その通りです。腎前性腎障害を疑う場合はどんな検査値を確認すればよいですか?

出血を否定するためにもHb値の確認ですね。ほかにも腎臓に流れ込む血流が減少して水の再吸収が促進されるので尿中のNaやUN,Kなどを確認すればよいと思います[4-6]。

Hb値は大きな変化はなさそうでしたね。では,FENaを確認してみましょう。算出方法はわかりますか?

はい。血中のNaとCr，尿中のNaとCrから求めることができ，以下の計算式によりFENa：0.52％でした。
FENa＝尿中Na×血清Cr÷血清Na÷尿中Cr×100

FENa＜1％で腎前性，FENa＞1％で腎性となりますので腎前性腎障害が疑わしいでしょうか。FEUNも確認してみましょう。算出方法は覚えていますか？

はい。FEUNは血中のUNとCr，尿中のUNとCrから求めることができるので，以下の計算式によりFEUN：24.9％となります。
FEUN＝尿中UN×血清Cr÷血清UN÷尿中Cr×100

利尿薬使用中や代謝性アルカローシス，糖尿病などの場合はFENaが高値となるためFEUNを使用したほうがよいですね。腎性腎障害では，尿細管の再吸収も障害されており，等張に近い尿が生成されます。FENa：1％，FEUN：35％未満であれば，腎前性腎障害である可能性が高そうですね。腎障害を引き起こす薬剤についても確認する必要がありそうです。

むくみや尿量減少，水分摂取量，倦怠感などの状況を確認し，早期発見につなげると悪化を防ぐことができ，回復が可能な場合もあります。

追加検査所見（一部抜粋）

尿検査

尿検査	測定値	施設基準
UN [mg/dL]	413	650-1,300
Cr [mg/dL]	114	4-40
Na [mEq/L]	67	50-250
CL [mEq/L]	86	70-250

アセスメントのポイント

問診

表4 必要な情報を引き出すコツ（OPQRST問診）

項目	質問事項	今回の症例
onset：発症転機	いつ？	・シスプラチン＋エトポシド療法開始後より発症。 ・抗がん薬以外で追加になった薬剤（1カ月前後）はロキソプロフェンとレバミピド。
paliative/provoke：寛解/増悪	ピークは？ 消失時期は？	なし
quality/quantity：性状/強さ	どのような症状？ 強さは？	明らかなむくみがあり、歩くのも億劫で日常生活動作に支障がある。尿の変化はない。
region：部位	場所は？	下腿、足首、手
sympyoms：随伴症状	付随する症状は？	食欲不振、全身倦怠感
time course：時系列	day●～●まで続いた？	・1コース目day7頃より増悪。 ・現在も継続。

特徴的な所見と訴え

表5 腎障害のほかの原因が推測されるケースと対処法

訴え	推測される原因	特徴・対処法	緊急度
片側性浮腫 呼吸困難、胸痛	深部静脈血栓症	がん患者は静脈血栓症の発症リスクが高い。D-dimer推移（急激な上昇）の確認、下肢血管、心臓エコーなどで精査し、抗凝固薬療法、血栓溶解療法を行う。	○
圧痛、発赤、熱感	蜂窩織炎	虫刺されや擦り傷などの外傷、湿疹、伝染性膿痂疹や白癬など既往があり、皮膚深部から皮下脂肪の部分にかけて細菌（主に溶連菌、黄色ブドウ球菌）が感染した状態。採血によって白血球やCRPを確認し、抗菌薬による治療を行う。	

（次ページにつづく）

（前ページからつづく）

呼吸困難,体重増加,起坐呼吸,四肢冷感	心不全	全身の臓器や血管で血流が滞る。体液量が増加するので，体重の急激な増加も認められる。肺での血流が滞り肺水腫になる場合もある。心電図や心臓カテーテルでの精査を行い，心不全の分類に合わせてカテーテル治療，バイパス手術，弁置換術で対応する。	○

観的評価（評価スケール）

表6 浮腫（四肢浮腫）のGrade評価（CTCAE）

	Grade 1	Grade 2	Grade 3	Grade 4
浮腫（四肢浮腫）	四肢間の差が最も大きく見える部分で，体積または周長の差が5-10％；腫脹または四肢の解剖学的構造が不明瞭になっていることが注意深い診察でわかる	四肢間の差が最も大きく見える部分で，体積または周長の差が>10-30％；腫脹または四肢の解剖学的構造が不明瞭になっていることが診察で容易にわかる；皮膚の皺消失；解剖学的な輪郭の異常が容易にわかる；身の回り以外の日常生活動作の制限	四肢間の体積の差が>30％；解剖学的な輪郭の異常が著明である；身の回りの日常生活動作の制限	—
具体的質問（例）	靴を履いて歩くことができますか。	痛みがあるが靴を履いてなんとか歩くことができますか。	靴も履けず歩くことができませんか。	—

*Grade5（死亡）は割愛　；は「または」を示す　　　　　　　　　　　　文献7）を基に作成

薬剤の特性を理解しよう

腎障害を引き起こす薬剤はどのようなものがありますか？

多くの薬剤があり，発症機序によって中毒性腎障害，アレルギー機序による急性間質性腎炎（過敏性腎障害），薬剤による電解質異常，腎血流量減少などを介した間接毒性，薬剤による結晶形成，結石形成による尿路閉塞性腎障害に分類できます（表7）[8]。

Lさんはシスプラチン＋エトポシド併用療法でシスプラチンを使用していますね。

シスプラチンは多くのレジメンで使用されており，抗がん薬のなかでも腎障害の頻度が高く，20〜30％という報告があります[9]。

シスプラチンの腎障害はどのような機序で起こるんでしょうか？

機序は明確ではありませんが，遊離型シスプラチンが尿細管分泌によって腎から排泄される過程で，尿細管上皮細胞の側底膜側に存在する有機カチオントランスポーター（OCT2）を介して細胞内に取り込まれ，DNAに直接結合して尿細管壊死を引き起こすことで近位尿細管障害が生じるとされていますね[10]。

シスプラチン投与の際に腎障害は予防できるのでしょうか？

シスプラチンによる腎障害を軽減するため，3,000mL以上の補液とともに利尿薬投与やマグネシウム補充が推奨されます[11]。具体的にはシスプラチン投与前後にそれぞれ4時間以上かけて1,000〜2,000mLの補液を行い，500〜1,000mL以上の輸液に希釈したうえで2時間以上かけて投与する大量補液療法や，シスプラチン投与前に4時間以上かけて1,600〜2,500mLの補液，当日シスプラチン投与終了までに1,000mL程度の経口補液，マグネシウム（合

計8mEq)，強制利尿薬（20％マンニトール150mL〜200mL程度，または，フロセミド20mg静注）を使用するショートハイドレーション法があります。

マグネシウムはシスプラチンの腎障害にどのようにかかわるのでしょうか？

マグネシウムは腎尿細管における能動輸送機構に関与するとされています。低マグネシウム血症により腎尿細管細胞におけるシスプラチン濃度が上昇して近位尿細管障害が起こるとされています。

シスプラチンによる腎障害はどのくらいの時期に起こりやすいんでしょうか？　また，シスプラチンによる腎障害は回復しますか？

腎障害の発現時期は10日前後ですね[12, 13]。非乏尿性の腎障害をきたしますが，多くは可逆性で，3〜4週間以内に腎機能は回復します[14]。しかし，総投与量が多い場合は，不可逆性の腎障害を呈することもあります[14]。

予防と早期発見が大切なんですね。

Lさんが使用している薬剤でほかに確認するものはありますか？

背部痛がありロキソプロフェンを飲み始めたと言ってましたね。

そうでしたね。ロキソプロフェンをはじめとしたNSAIDsによる腎障害の機序はわかりますか？

はい。一般的なNSAIDsによる腎障害は，シクロオキシゲナーゼ（COX）阻害のため血管拡張作用のあるプロスタグランジン（PG）の産生が抑制され発症する虚血性腎障害と言われていますよね。

そうですね。糸球体濾過量の低下に加え,ナトリウム貯留,浮腫,高カリウム血症を伴うこともあります。

NSAIDsの場合はどの時期に腎障害が起こりやすいんですか？

NSAIDs使用開始から約1カ月以内に発症することが多いと言われています[15]。

腎機能の回復にはシスプラチンのように時間がかかるのでしょうか？

早期の薬剤中止の場合,NSAIDsによる腎障害は通常2～7日間で回復すると言われています[15]。Lさんはほかにも H2ブロッカーやスタチン系薬剤も使用しているので,さまざまな要因が重なってしまったんですね。

腎障害をきたす薬剤は多くあります。薬剤による特性や腎障害の発現時期を確認したうえで1つずつ原因を排除していく必要があります。

薬剤に関するポイント

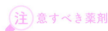意すべき薬剤

表7 薬剤性腎障害と原因薬剤

	原因薬剤	病態
中毒性腎障害	アミノグリコシド系抗菌薬,白金製剤,ヨード造影剤,バンコマイシン,コリスチン,浸透圧製剤	尿細管毒性物質による急性尿細管壊死,尿細管萎縮
	NSAIDs,重金属,アリストロキア酸	慢性間質性腎炎

(次ページにつづく)

（前ページからつづく）

中毒性腎障害	カリシニューリン阻害薬, マイトマイシンC	血栓微小血管症
	アミノグリコシド系抗菌薬	近位尿細管での障害
	リチウム製剤, アムホテリシンB, ST合剤, カリシニューリン阻害薬	集合管での障害
アレルギー/免疫学的機序における急性間質性腎炎	抗菌薬, H2ブロッカー, NSAIDsなど	急性尿細管質性腎炎
	金製剤, D-ペニシラミン, NSAIDs, リチウム製剤, インターフェロンα, トリメタジオン	微小変化型ネフローゼ
	金製剤, D-ペニシラミン, NSAIDs, カプトプリル, インフリキシマブ	膜性腎症
	D-ペニシラミン, ブシラミン	半月体形成性腎炎
	プロピルチオウラシル, アロプリノール, D-ペニシラミン	ANCA関連血管炎
間質毒性	NSAIDs, ACE阻害薬, ARB, 抗アルドステロン薬	・腎血流量の低下, 脱水/血圧低下による急性尿細管障害 ・腎血流障害遷延による急性尿細管壊死
	スタチン, フィブラート系薬剤, 各種向精神薬	横紋筋融解症による尿細管障害からの尿細管壊死
	NSAIDs	遠位尿細管障害
	ビタミンD製剤, カルシウム製剤	高カルシウム血症による浸透圧利尿
	利尿薬, 下剤	慢性低カリウム血症による尿細管障害
尿路閉塞性腎障害	抗がん薬による腫瘍崩壊症候群	過剰なプリン体生成による尿路結石が関与する閉塞
	溶解度の低い抗ウイルス薬, 抗菌薬の一部, トピラマート	結晶形成性薬剤による尿細管閉塞

表8 シスプラチンとカルボプラチンの比較

代表的薬剤	シスプラチン	カルボプラチン
代表的レジメン（小細胞肺がん）	シスプラチン＋エトポシド（PE）療法	カルボプラチン＋エトポシド（CE）療法
腎機能による減量	CCr：46～60 mL/分，75％に減量 CCr：31～45 mL/分，50％に減量 CCr＜30 mL/分，禁忌だが必要な場合は50％に減量して投与[7]	投与量はCalvertにより算出
予防	腎毒性を軽減するために適切な輸液を行い，尿量確保に注意し必要に応じてマンニトールやフロセミドなどの利尿薬やマグネシウムを投与することを注意点としている。	―
備考	CBDCA＋ETP（CE）療法とsplit PE（SPE療法：CDDP3日間分割投与）との比較試験においてCE群でGrade3/4の血小板減少がより多く認められた（CE56％ vs SPE16％，P＜0.01）が，ORR（73％ vs 73％），OS（中央値7.1カ月 vs 6.9カ月）はほぼ同様であった[15]。	

薬剤師の視点から症状に対処しよう

腎障害の原因もわかってきて，今後の対応はどうすればよいでしょうか。

腎前性腎障害が示唆されるので，まずは外液の補充が必要となります。腎機能の改善が認められない場合は必要に応じて薬剤の減量や中止も検討する必要があります。

腎機能の改善が認められない場合のシスプラチンの減量基準（表8）はわかりますが，シスプラチンが中止となった場合はどの薬剤に変更すればよいですか？

その場合はカルボプラチンへの変更が検討されますね。

カルボプラチンですか？　カルボプラチンもシスプラチンと同じ白金製剤ですが，問題ありませんか？

白金製剤であるカルボプラチンはシスプラチンと比較して腎尿細管への毒性が低く，腎障害が発生しにくいとされています。その理由としてOCT2の基質とならないため，近位尿細管細胞に取り込まれないことが挙げられます。しかし，カルボプラチン変更後も腎障害の経過を確認することが重要です[16, 17]。

カルボプラチンにレジメンを変えることで治療の効果は変わってしまうのでしょうか？

シスプラチン＋エトポシド療法とカルボプラチン＋エトポシド療法を直接比較したデータはありませんが，シスプラチン（3日間分割投与）＋エトポシド療法とカルボプラチン＋エトポシド療法を比較した試験において奏効率（ORR）および全生存期間（OS）はほぼ同様であったとされています[18]。しかし，腎障害予防，軽減を目的としたシスプラチン分割投与の報告はなく根拠が弱いこともあり，今回はカルボプラチンへの変更を相談してみましょう（表8）。

これでシスプラチンの問題は解決しそうですね。ロキソプロフェンはCOX-2選択系薬剤のセレコキシブに変更すればよいですか？

まずは背部の痛みを評価してから判断しましょう。痛みが継続している場合は，セレコキシブ，エトドラクといった一部のNSAIDsは多くの臓器で炎症性に誘導されるCOX-2に対する選択性が高い薬剤ですね。消化性潰瘍を中心とした副作用の観点からより安全性が高いNSAIDsを選択すると考えられています。しかし，COX-2は腎臓に恒常的に発現しているため，COX-2選択阻害薬はCOX-2非選択薬と同様に虚血性腎障害を発症するリスクがあります[19, 20]。

そうなんですね。痛み止めは何を選択するとよいのでしょうか？

慢性腎障害患者に使用する鎮痛薬はアセトアミノフェンを選択することが推奨されており，腎機能障害を有する患者の鎮痛薬としてNSAIDsを避けアセトアミノフェンを使用することが一般的となっています[21]。

ファモチジンやロスバスタチンに関してはどのように考えればよいでしょうか。

ファモチジンはより安全に使用できるプロトンポンプ阻害薬（PPI）への変更やロスバスタチンと同様に腎機能に合わせた減量も検討する必要があります。

肝代謝型の薬剤に変更するとより安全ですね。Lさんの場合だとロスバスタチンの減量は必要ありませんね。

そのようですね。薬剤変更後の症状や腎機能の経過を確認することも重要になるので継続してフォローしていきましょう。

治療が進み副作用に対する薬剤を確認するときは腎機能にも注意したいと思います。

その通りです。また，最近では腎機能に影響を与えるロキソプロフェン，ファモチジンなどの成分を含む一般用医薬品も多く販売されています。そのことを認識した服薬指導も重要です。

医療用の医薬品以外のことも念頭に置く必要があるとわかりました。

がん患者における腎障害の発症は，生命予後に影響することが報告されています[22]。さらに腎障害を起こした場合は，今回のように抗がん薬の中止や減量などの検討が必要になり，予定していた治療の変更に伴うがん自体の進行も，予後に影響を与える可能性があります。これらの点からも腎障害の予防は非常に重要になります。

薬剤だけでもこんなに腎障害の要因があるとは思いませんでした。

腎障害は複数の要因が複雑に絡む症状になるので，広い視点をもって対応していきましょう。

薬剤師による対処のポイント

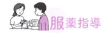服薬指導

- 薬剤性腎障害に対する対応は被疑薬を確認し，可能な限り早期中止・減量を行い，変更点を説明する。
- シスプラチン＋エトポシド療法からカルボプラチン＋エトポシド療法変更によるORR，ORはほぼ同様であるため，治療変更の不安がないよう患者に配慮して説明する。
- 一般用医薬品のなかにも腎障害を引き起こす成分が含まれる可能性もあるため，一般用医薬品を使用する際は薬剤師に相談するように説明する。

服薬指導の例

むくみが強く出ていてつらいですよね。今回は抗がん薬による骨髄抑制ではなく，さまざまな要因によりLさんの腎機能に負担がかかってしまったことでむくみや強い倦怠感，食欲不振などの症状が出た可能性があります。

まずは輸液で腎機能の回復を測り，回復の程度で原因となる薬の減量や変更を行います。症状が落ち着くまで定期的に症状を確認させてください。2コース目以降は腎臓の負担を考慮した減量，腎臓により負担が少ないとされる薬への変更を検討しますが，がんの治療に影響はありませんので心配しないでくださいね。

医療スタッフとの連携

・腎障害の鑑別には採血だけではなく，尿検査，画像検査，場合によっては生検などの追加が必要になるため，患者の症状を把握したうえで医師に情報提供および提案を行う。

・腎障害は病態や薬剤のみではなく日常生活や栄養管理状況が複雑に絡み合うため，多職種との連携が重要である。

・深部静脈血栓症，心不全など緊急性を要する病態が疑われる際は即座に対応する。

引用文献

1) Crit Rev Oncol Hematol, 70: 124-133, 2009.
2) 細谷龍雄, ほか：高齢者における薬物性腎障害に関する研究. 厚生労働科学研究腎疾患対策事業「CKDの早期発見・予防・治療標準化・進展阻止に関する調査研究」(研究代表者 今井圓裕) 平成21～23年度総合研究報告書. 24-25, 2012.
3) Thromb Haemost, 61: 70-76, 1989.
4) PLoS One, 9: e85214, 2014.
5) Am J Kidney Dis, 17: 191-198, 1991.
6) BMC Nephrol, 15: 105, 2014.
7) 日本臨床腫瘍研究グループ：有害事象共通用語基準 v5.0 日本語訳 JCOG版,「四肢浮腫」. https://jcog.jp/assets/CTCAEv5J_20220901_v25_1.pdf (2024年9月29日閲覧)
8) Nat Clin Pract Nephrol, 2: 80-91, 2006.
9) BMC Cancer, 16: 222, 2016.
10) Biochem Pharmacol, 74: 477-487, 2007.
11) Cancer, 39: 1357-1361, 1977.
12) Nephron Clin Pract, 115: c154-c160, 2010.
13) Toxicology, 359-360: 71-75, 2016.
14) 昭和学士会誌, 75: 421-425, 2015.
15) Whelton A, et al.：非ステロイド系抗炎症薬. 臨床家のための腎毒性物質のすべて (Clinical Nephrotoxins. De Broe ME, ほか編, 杉崎徹三 監訳), シュプリンガー・ジャパン, p.227-248, 2008.
16) Acta Oncol, 28: 57-60, 1989.
17) J Natl Cancer Inst, 81: 1464-1471, 1989.
18) Br J Cancer, 97: 162-169, 2007.
19) J Clin Pharmacol, 42: 985-994, 2002.
20) Clin Pharmacol Ther, 72: 50-61, 2002.
21) Am J Kidney Dis, 27: 162-165, 1996.
22) Kang E, et al.：Cancer Med, 8: 2740-2750, 2019.

2章 症状アセスメントの実際

がんのエキスパートの思考と対応方法を学ぶ

11 薬剤性間質性肺炎

- 間質性肺炎とは，肺の間質が炎症を起こし，肺胞の壁が壊れ，修復する際に壁が厚くなり，酸素が体内に取り込めなくなる状態である。

- 間質性肺炎は，多数の疾患の集合を指す名称であり，原因が特定できるもの（自己免疫性，医原性など）と原因が不明な特発性間質性肺炎に分類される。

- QOLやPSの低下に影響するだけでなく，処置が遅れた場合は致死的となる。

- 薬剤性間質性肺炎と他要因との鑑別が重要であり，OPQRST問診により発症様式を確認する。

症例提示

Case：Mさん　70歳代　男性

既往歴
・高血圧

遺伝子変異
・EGFR：del19（+），L858R（−），T790M（−）
・PD-L1<1%

生活習慣
・定年後の趣味は旅行で，喫煙歴あり

現病歴
・非小細胞肺がん（腺がん）stage ⅢA（T3N1M0）の診断となり手術を行った。

- 術後補助療法として，カルボプラチン＋パクリタキセル療法を4コース施行した。
- 術後維持療法として，オシメルチニブ療法が導入された。

患者主訴
オシメルチニブ療法day200

「少し前から咳が続いていて息苦しい感じがあります。旅行が趣味でいろんな場所に行っていましたが，最近はそれもできていないです。この薬（オシメルチニブ）を最初もらったときに，肺炎になる可能性があるという説明を受けたので，その通りなのかなと思って心配です。」

検査所見（一部抜粋）

項目	測定値	施設基準
血清Cr [mg/dL]	0.7	0.65-1.07
AST [U/L]	25	13-30
ALT [U/L]	30	10-42
LDH [U/dL]	500	120-220
CRP [mg/dL]	8.5	0-0.14
D-dimer [μg/mL]	0.5	上限1.0
KL-6 [U/L]	900	上限500
BNP [pg/mL]	10	18.4

処方情報

Rp				
1) オシメルチニブ錠40mg	1日1回 朝食後	1回2錠	30日分
2) アムロジピン錠2.5mg	1日1回 朝食後	1回2錠	30日分
3) 酸化マグネシウム錠330mg	便秘時	1回2錠	20回分
4) ロキソプロフェン錠60mg レバミピド錠100mg	疼痛時	1回1錠	20回分

患者主訴と処方情報から注目すべきポイントを押さえよう

新人薬剤師

呼吸苦，咳嗽を訴えています。オシメルチニブによる間質性肺炎だと思いました。オシメルチニブは休薬して，ステロイドの開始を提案したほうがよいですよね？

がん専門薬剤師

確かにその可能性はありますが，オシメルチニブの副作用以外の可能性は考えましたか？患者の主訴＝薬剤の副作用という考えではなく，情報を整理しながら検討してみましょう。

Check Point

- ✓ 薬剤性間質性肺炎を疑う場合，下記①〜③を行うことが重要である。
  ① 薬剤の投与歴の確認
  ② 身体所見や検査所見の確認
  ③ ほかの疾患との鑑別

要因を推測しよう

薬剤性間質性肺炎以外であれば，どのような原因が考えられますか？

うーん，わからないですね。オシメルチニブを内服していることから間質性肺炎しか思いつかなかったです。新型コロナウイルス感染症などが流行している時期だったので，そのような感染症の場合も咳嗽は出ますよね。

その可能性もありますね。呼吸苦や咳嗽で考えられる病態として，喘息などの呼吸器疾患，肺血栓塞栓症や心不全などの循環器疾患をはじめとして[1]，腎疾患や神経筋疾患の可能性も挙げられます（表1）。また，原疾患の増悪も考えないといけないですね。

患者の訴えから，いくつもの可能性を考えることが重要なのですね（図1）。

本症例では，オシメルチニブ内服継続中に生じた咳嗽，呼吸苦の主訴を基に疾患を整理していきます。まずは咳嗽・呼吸苦から起こりうる可能性のある疾患を頭の中で列挙していくことが重要です。

複数の要因から原因を特定するためのポイント

表1 呼吸苦，咳嗽の原因となりうる薬剤や疾患

薬剤（一部）	その他の可能性（一部）
抗がん薬	**呼吸器疾患**
パクリタキセル	慢性閉塞性肺疾患
ブレオマイシン	薬剤性間質性肺炎　など
ゲフィチニブ	**循環器疾患**
オシメルチニブ	急性，慢性心不全
トラスツズマブ・デルクステカン	肺高血圧症　など
エベロリムス	**腎疾患**
デュルバルマブ	腎性貧血　など
ニボルマブ　など	**神経筋疾患**
その他の薬剤	重症筋無力症
アミオダロン	ギラン・バレー症候群　など
メトトレキサート	
小柴胡湯　など	

文献2,3）を基に作成

図1 呼吸苦,咳嗽の原因を判断する際のイメージ

呼吸苦・咳嗽
- 薬剤性間質性肺炎
- 感染症
- 呼吸器疾患
- 循環器疾患
- その他
- 腎疾患
- 神経筋疾患
- 原疾患の増悪

患者の主訴から多くの可能性を考えることが重要である。その可能性のなかから,患者の既往歴や行動を聴取し,検査値を見ながら候補を除外していく。

症例から必要な情報を把握しよう

Mさんから聞くべきことや注意すべき所見はありますか?

あまり思いつきません…。

私が実際に患者に問診してみますので,隣で聞いてOPQRST問診を完成させてみましょう。

問診

息苦しい感じが続いているとのことですが,もう少し具体的に症状を教えてください。

Nさん
治療(オシメルチニブ療法)が始まってからは特に症状もなく過ごしてきたんですが,2週間ほど前(day180頃)から少し咳が出始めて息苦しい感じがします…。

その息苦しさは常にありますか? 何かしているときに悪化しますか?

階段を使うとき，散歩しているときに悪化する感じがあります。

現在，降圧薬（アムロジピン）を飲んでいますが，ほかに何か病気を指摘されたことはありますか？

高血圧だけですね。

最近，体重は増えましたか？

抗がん薬（オシメルチニブ）を飲み始める前は62.5kgでしたけど，今は60kgぐらいですね。食欲は治療開始前と同じくらいあります。

いろいろ教えてくださりありがとうございます。

この息苦しさとかは抗がん薬のせいでしょうか？

レントゲン（単純X線）撮影やほかの検査結果などを見て総合的に判断する必要がありますが，可能性は高いと思っています。

OPQRST問診表が完成しました（表2）。OPQRST問診にかかわること以外もいろいろ聞かれていましたよね。

よく気づきましたね。呼吸苦，咳嗽と聞いて，気になっていた疾患（図1）が除外できないか確認していたのですよ。

確認する際，何を聞き取ってどのような疾患を除外したのか教えてください。

担がん患者（がんが体内に存在している患者）や抗がん薬を使用している患者は，免疫が落ちやすく，CRP，KL-6が上昇していることから，感染症の可能性を検討しました。本人への問診から，発熱がなく，海外渡航や動物との触れ合いがないことから感染症の可能性は少ないと考えました。
呼吸器疾患，神経筋疾患，腎疾患は，新規疾患の指摘がないことから除外できると考えました（図2a）。

ここまでで，当初考えていた疾患の半分近くが除外できたのですね。

そうです。続けていきましょう。検査値のD-dimer，BNPが正常値を示していること，体重増加がないことから，肺血栓塞栓症，上大静脈症候群，急性・慢性心不全などの可能性は除外できます。

いわゆるオンコロジー・エマージェンシーとよばれる病態ですね。

そうですね。このような考えのもと問診をしながら，CPR，KL-6の上昇があり，労作時での呼吸苦の条件が当てはまりそうな薬剤性間質性肺炎の疑いが強いだろうと考えました（図2）。

advice 短い時間の問診のなかで効率よく鑑別するには，普段からOPQRST問診を心がけていくことが重要となります。検査値については，最新の値を確認するだけでなく，推移を確認し，点ではなく線でとらえるようにしましょう。

アセスメントのポイント

問診

表2 必要な情報を引き出すコツ（OPQRST問診）

項目	質問事項	今回の症例
onset：発症転機	いつから始まったか？	オシメルチニブ内服後day180ぐらいから発症
paliative/provoke：寛解/増悪	どんなときに良く/悪くなるか？	労作時に増悪する
quality/quantity：性状/強さ	どのような症状？	咳嗽，呼吸困難感
region：部位	場所は？	呼吸器（肺）の可能性
sympyoms：随伴症状	ほかにどのような症状がある？	随伴症状なし
time course：時系列	いつからいつまで続いた？	現在も継続

図2 問診による疾患除外イメージ

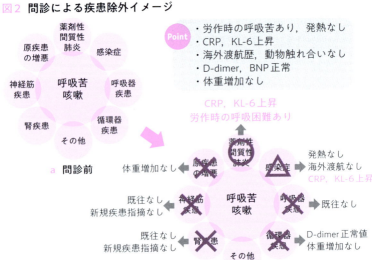

Point
- 労作時の呼吸苦あり，発熱なし
- CRP，KL-6上昇
- 海外渡航歴，動物触れ合いなし
- D-dimer，BNP正常
- 体重増加なし

a 問診前

b 問診後

間質性肺炎とは

間質性肺炎の病態については理解していますか？

動くときに呼吸が苦しくなり，乾いた咳が続く状態のことですよね。

間質性肺炎は，肺の間質が炎症を起こすことにより生じる疾患の総称です。肺の中には小さな肺胞（肺に取り込まれた空気が入る部分）がたくさん存在し，毛細血管と隣接して酸素と二酸化炭素の交換を行っています（図3）。間質とは肺胞の壁であり，この部分に炎症が生じ肥大化（繊維化）していくことで酸素を取り込みにくくなってしまいます。進行していくと肺全体が膨らみにくくなり，安静時は何も症状が出ないのに，動作時に呼吸が苦しくなってしまいます。

図3 間質性肺炎

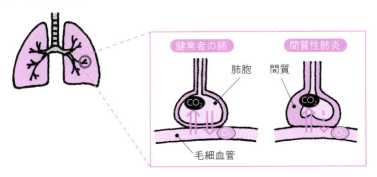

通常の肺炎とは，どのような違いがありますか？

通常の肺炎は，細菌やウイルスなどの病原微生物が口腔，鼻腔を通って増殖し，肺胞内で炎症を起こすことで発症します。炎症部位が「肺胞」と「間質」のどちらかが重要な違いになります。

最初に間質性肺炎は総称だと教えてもらいましたが、薬剤性間質性肺炎以外にも分類があるってことですか？

よい着眼点ですね。間質性肺炎は大きく分けると原因が特定できるものとできないものに分類されます。原因が特定できるものの代表としては、自己免疫性、医原性、職業環境性などがあります。原因が特定できないものは特発性間質性肺炎（IIP）と分類されています（図4）。

間質性肺炎にはたくさんの種類があることも理解できました。

図4 間質性肺炎の分類

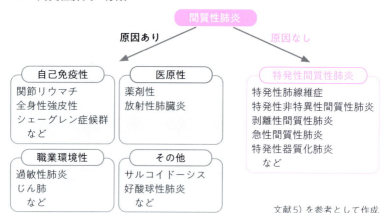

文献5）を参考として作成

では次に、間質性肺炎を診断するために必要な検査項目を確認してみましょう。

血液検査とCT検査でしょうか。

具体的にどのような項目を見ればよいかわかりますか？

CRPですか？ それぐらいしかわからないです。

胸部単純X線，胸部CT検査などの画像検査に加え，血液検査ではKL-6, SP-A, SP-Dなどを確認していきます。また，パルスオキシメーター（指先に装着し血中の酸素濃度を測定する器具）によるSpO₂や6分間歩行試験，気管支鏡検査などを行うこともあります。レントゲン，CT画像では，肺が小さくなっていることやすりガラス影の出現を調べます。血液検査は，疾患特異性が少ないですが，間質性肺炎を疑うきっかけになることを頭に入れておきましょう[6]。間質性肺炎患者では酸素の取り込みが悪くなるので，パルスオキシメーターによるSpO₂測定も有用です。間質性肺炎の特徴としては，労作時に呼吸苦が生じることが挙げられ，身体を動かしながら行う検査も重要となります。

薬剤師の視点から症状に対処しよう

オシメルチニブの添付文書には重要な副作用は3.2％の頻度であり[7]，異常がみられた際は投与を中止することとが記載されていますが，その対応でよろしいでしょうか？

よいと思います。薬剤性間質性肺炎を疑った場合には，被疑薬を中止するのが基本となります。この場合だとオシメルチニブを中止することになります。
また一般的に，間質性肺炎を疑った場合には，ほかの疾患を除外した後，病態に合わせて，ステロイド治療を行っていく治療方針となります（図5）。ステロイド治療の開始に伴って気をつけないといけないことはわかりますか？

ニューモシスチス肺炎（PCP）に気をつける必要がありますよね。ステロイド治療を行っている人にST合剤が処方されているのは何度か見たことがあります。

そうですね。原疾患による局所免疫低下に加えて、ステロイドの投与による全身性免疫の低下によって日和見感染症が発症しやすくなります。そのため、PCP予防にはST合剤を使用することが推奨されています。では、どれくらいのステロイドが投与された際に予防を行うべきか知っていますか？

わかりません。おおまかにステロイドが始まったらST合剤が投与されると思っていました。

プレドニゾロン換算20mg/日以上のステロイドを4週間以上継続する場合[8]はST合剤の予防投与が推奨されています。また、PCP予防は、ST合剤（スルファメトキサゾール400mg/トリメプリム80mg 1-2錠/日を連日または週2-3回）を用います。薬疹などの出現により使用できない場合は、アトバコン（1,500mg/日を連日）を使用することがあります。また内服ではないですが、ペンタミジン（300mgを月1回）を吸入することもあります。気道刺激性が強いことや、吸入に使用する部屋の換気を行うことが注意点として挙げられます。PCPは無治療の場合致死率がほぼ100％と高いため、しっかりと予防をすることが重要である点を頭に入れておきましょう。ST合剤の処方意図を十分に理解して、自己中断しないように指導することも重要になります。

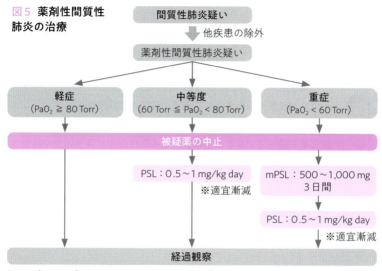

図5 薬剤性間質性肺炎の治療

PSL：プレドニゾロン　mPSL：メチルプレドニゾロン

オ シメルチニブによる間質性肺炎のリスクについて

間質性肺炎，治療方針，ステロイド治療によるPCP予防について理解することができました。今回の症例でのオシメルチニブについてもう少し詳しく教えてください。

オシメルチニブによる間質性肺炎を疑った際，添付文書を参考にしていましたね。薬剤を理解するうえでは添付文書も重要な資材になりますが，インタビューフォーム，適正使用ガイドなどの情報も確認してみましょう。適正使用ガイドには間質性肺炎（間質性肺疾患様事象）の情報があり，日本人は外国人に比べて高頻度で出現することが記載されています[9]。発現時期についてもデータがあり，投与初期に発現例数が多い印象ですが，投与時期が後半でも発現していることがわかります。間質性肺炎の既往歴がある人やニボルマブの治療歴がある人もリスク因子であることが記載されています[9-11]。このような情報を集めておくことも重要です。

確かにオシメルチニブによる薬剤性間質性肺炎の可能性は患者の主訴からも考えられますが，事前に薬剤に関する副作用の知識などを頭に入れておかないと疾患の鑑別などはできないですね．喫煙歴や男性もリスク因子[10, 11]になることが論文を調べてわかりました．

その情報収集はよいですね．患者の主訴から疾患を絞っていくことも重要ですが，製薬会社が用意している資料だけで満足せず，原著論文まで調べていくとより薬剤による副作用のリスク因子や特徴などを理解することができます．

薬剤師による対処のポイント

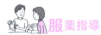
服薬指導

・患者の主訴＝薬剤の副作用とならないようにさまざまな病態を除外しながら主訴に合うものを考えていく．

服薬指導の例

Mさんの血液検査の結果や症状からはオシメルチニブによる薬剤性間質性肺炎の可能性があります．薬の服用はいったん中止し，確定診断のために画像検査などを早急に受ける必要があるので，私から医師に問い合わせしてみようと思います．

医療スタッフとの連携

薬剤性間質性肺炎が疑われた場合，緊急性を要するため，トレーシングレポートではなく即座に医師に情報提供する必要がある．

引用文献

1) Arch Intern Med, 149（10）：2277-2282, 1989.
2) 厚生労働省：重篤副作用疾患別対応マニュアル　間質性肺炎（令和元年9月改訂）https://www.mhlw.go.jp/topics/2006/11/dl/tp1122-1b01_r01.pdf（2024年8月16日閲覧）
3) 独立行政法人　医薬品医療機器総合機構　医薬品安全性情報　No.146 https://www.pmda.go.jp/safety/info-services/drugs/calling-attention/safety-info/0147.html（2024年8月16日閲覧）
4) Marinella MA. Handbook of Cancer Emergencies. Jones & Bartlett Learning；2010.
5) 日本呼吸器学会びまん性肺疾患診断・治療ガイドライン作成委員会 編：特発性間質性肺炎　診断と治療の手引き2022改訂第4版, 南江堂, 2022.
6) Eur Respir Mon, 46：47-66, 2009.
7) アストラゼネカ株式会社：タグリッソ®添付文書（第6版, 2024年6月改訂）
8) Arch Intern Med 155, 1125-1128, 1995.
9) アストラゼネカ株式会社：タグリッソ®適正使用ガイド（2024年7月作成）
10) Jpn J Clin Oncol, 49（1）, 29-36, 2019.
11) Int J Mol Sci, 22（2）, 792, 2021.

2章 症状アセスメントの実際

がんのエキスパートの思考と対応方法を学ぶ

12 血栓

- がん患者は非がん患者と比較して静脈血栓塞栓症（VTE）のリスクが4〜7倍上昇し，がん患者の5〜20%はがんと診断されてから1年以内にVTEを発症する[1]。

- がんに合併して発症する血栓症をがん関連血栓症（CAT）といい，なかでもがん関連静脈血栓塞栓症（CAVT）は最も発症する頻度が高いといわれている。

- 抗がん薬とCAVTの関連は不明な点が多く予測も困難である。抗がん薬を投与する前にKhoranaスコア[2]などを用いると，あらかじめVTE発症リスクを検討できる。

症例提示

Case 1：Nさん　70歳代　男性　体重48.0kg

📋 既往歴

・前立腺肥大症

📋 現病歴

・閉塞性黄疸に対する減黄治療中に膵がんの疑いを指摘された。

・内視鏡的逆行性胆管膵管造影検査により，膵体部がん Stage Ⅳ（多発肺転移）と診断され，一次治療としてゲムシタビン＋ナブパクリタキセル併用療法（GnP療法）が開始された。

・GnP療法11コース開始予定日にPET/CT検査にて多発骨転移の進出病変が認められ，治療中止となった。次治療としてリポソーム型イリノテカン＋フルオロウラシル／ロイコボリン併用療法（nal-IRI ＋ 5 -FU/LV療法）

導入のため，入院予定となった。
- GnP療法11コース開始予定日の血液検査にてD-dimer値が高値（入院6日前4.7μg/mL）であり，下肢の超音波検査を実施した。
- 左後脛骨静脈・腓骨静脈・ヒラメ静脈に長さ80mm以上の血栓が認められた。両側大腿静脈以下には血栓が認められなかった。中枢側の閉塞をきたすような粗大血栓は否定的とレポートされた。

患者主訴
nal-IRI + 5-FU/LV療法導入決定時（入院6日前）

「前の治療をしているときから両足のしびれと痛みが続いています。出かけるのは通院くらいです。足がむくんでいることは気にしていませんでした。特に左右で違いはないと思います。夜中に何度もトイレに起きるのが嫌だから，もともと水分はあまりとりません。何も症状はないけれど，また薬が増えるのですね。」

検査所見（一部抜粋）

項目	測定値	施設基準
D-dimer [μg/mL]	4.7	上限1.0
血清Cr [mg/dL]	1.16	0.65-1.07

※CCr：40 mL/min

処方情報

Rp				
1) パンクレリパーゼカプセル150 mg	1日3回	毎食直後	1回4Cap	6日分
2) シロドシン錠4 mg	1日2回	朝夕食後	1回1錠	6日分
3) オキシコドン徐放錠10 mg	1日2回	12時間毎	1回1錠	6日分
4) ロキソプロフェン錠60 mg	1日3回	毎食後	1回1錠	6日分
5) ランソプラゾールOD錠15 mg	1日1回	朝食後	1回1錠	6日分
6) プレガバリン錠75 mg	1日2回	朝夕食後	1回1錠	6日分
7) エドキサバントシル酸塩OD錠30 mg	1日1回	朝食後	1回1錠	5日分

患者主訴と処方情報から注目すべきポイントを押さえよう

新人薬剤師: 自覚する症状がないのに,薬が増える理由に納得できないようです。

がん専門薬剤師: 服用の意義を説明すること,日常で気をつけられることについて整理してみましょう。

Check Point
- ✔ 下肢の長時間不動状態が継続している（血液の停滞）。
- ✔ 水分摂取を控えている（脱水による血液濃縮）。

要因を推測しよう

今まで投与してきた抗がん薬の副作用でしびれや痛みが出て,活動量は低そうです。

過度な安静や活動性の低下で血液の流れが悪くなると血栓症のリスクが上昇することが考えられます（表1）。

夜間の頻尿を気にして水分をとりたくないようです。

水分の摂取不足で脱水傾向になると,血液粘度が上昇します。このような状態で長時間座位による下肢の圧迫が続くと,血流が悪くなりうっ血を起こして血栓が生じやすい状況になっていると言えます。

深部静脈血栓は足のむくみに左右差があると聞いた気がするのですが,左右差はないようです。

腓腹部の腫脹による左右差は,臨床因子に基づくDVTのリスク因子として重要です。ただし,項目に当てはまったとしても,あくまでDVTの可能性が高いという判断だけで,確定診断とはなりません(表2,図1)。下肢全体が腫脹している場合もあります。

今回の治療に至った経緯や背景を把握することで,血栓のリスク因子を理解することができます。

複数の要因から原因を特定するためのポイント

表1 CATのリスク因子

	項目	高リスク因子
a. 患者関連因子	年齢	高齢
	生活環境	長期臥床
	既往歴	血栓症既往など
	基礎疾患	腎疾患,感染症など
	人種	アフリカ系人種>アジア系人種
b. がん関連因子	がんの原発部位	膵臓>胃>大腸など
	がんの進展段階	Stage IV
c. 治療関連因子	治療環境	長期入院
	治療内容	大手術や中心静脈カテーテル,赤血球または血小板輸血など
	治療薬剤	化学療法,ホルモン療法,血管新生阻害薬治療,免疫調整薬,エリスロポエチン製剤など

文献5,6)を参考として作成

表2 臨床因子に基づくVTE発生確率

Khorana VTE risk assessment score	点数
がんの部位 胃・膵臓	2
がんの部位 肺・リンパ腫・婦人科・膀胱・精巣	1
血小板数 ≧ 350,000/μL	1
ヘモグロビン値 <10 g/dl または赤血球生成刺激薬の使用	1
白血球数 > 11,000/μL	1
BMI ≧ 35 kg/m²	1

該当する項目を合算して，VTE発症率高リスク（≧3点）7%，中リスク（1–2点）2%，低リスク（0点）0.3%として評価する。

文献2）を基に作成

図1 原因特定のプロセス

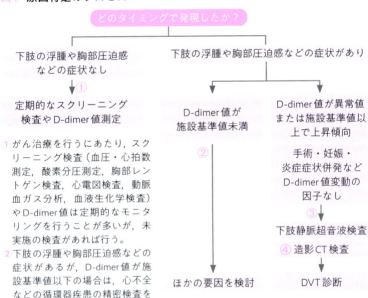

1. がん治療を行うにあたり，スクリーニング検査（血圧・心拍数測定，酸素分圧測定，胸部レントゲン検査，心電図検査，動脈血ガス分析，血液生化学検査）やD-dimer値は定期的なモニタリングを行うことが多いが，未実施の検査があれば行う。
2. 下肢の浮腫や胸部圧迫感などの症状があるが，D-dimer値が施設基準値以下の場合は，心不全などの循環器疾患の精密検査を検討する。
3. 担がん状態はすでにD-dimer値が高値となりうる状態のため，その推移に着目する。手術，妊娠，炎症症状併発などでもD-dimer値が上昇することがあるため，除外要因を確認する。
4. 静脈超音波検査で血栓が確認できない場合やスクリーニング検査・血液検査の結果，肺血栓塞栓症を疑う場合は，造影CT検査を行う。

症例から必要な情報を把握しよう

Nさんから聞くべきことや注意すべき所見はありますか？

何も症状がないとおっしゃっていますので，どう聞いたらよいかわかりません。

OPQRST問診で確認していくと必要な情報が聴取できますよ。

問診

自宅で過ごす時間が多くなった頃からむくみが出ていたのですか？

Nさん
3カ月前くらいからだるさで出かける頻度は下がりましたが，足にむくみが出てきたのはこの2週間くらいです。

だるさやむくみがよくなったり，悪くなったりすることはありますか？

この2週間くらいはずっと同じです。

胸が苦しくなることはありましたか？

ありません。

3カ月の間にこの病院以外で，治療を受けたことはありますか？

かかりつけの泌尿器科に行って，いつもの薬を出してもらったくらいです。

泌尿器科はなぜ受診しているのですか？

2年前くらいから頻尿で困っています。夜中に何度も起きてしまうので，なるべく水分もとらないようにしています。

このようにOPQRST問診で聴取すると，必要な情報を聞き出すことができるので，覚えておくとよいでしょう（表3）。

アセスメントのポイント

問診

表3 症例から必要な情報を引き出すコツ（OPQRST問診）

項目	質問事項	今回の症例
onset：発症機転	いつ？	2週間前から
paliative/provoke：寛解/増悪	ピークは？消失時期は？	なし
quality/quantity：性状/強さ	どのような症状？強さは？	浮腫
region：部位	場所は？	両下肢
symptoms：随伴症状	付随する症状は？	脱水の可能性
time course：時系列	day●～●まで続いた？	2週間前から本日

薬剤の特性を理解しよう

CATのリスク因子は学びましたが，そのなかでも原因となる可能性がある薬剤は具体的にどのようなものがありますか？

血管新生阻害薬などでしょうか。

そうですね。それ以外にもいろいろながん種のレジメンに組み込まれる可能性がある代表的な薬剤は知っておくとよいでしょう（表4）。今回はエドキサバントシル酸塩OD錠が処方されましたが，ほかにDVTに使用される薬剤はわかりますか？

抗凝固薬ですよね。直接経口抗凝固薬（DOAC）以外だとヘパリンでしょうか。

その通りです。入院患者と外来患者では選択される薬剤が異なることが多いです。入院患者に対しては，急性期の治療として未分画ヘパリンが多く選ばれます。APTTをモニタリングしながら安全に使用できることとプロタミン注という中和薬があることが理由です。その他，ワルファリンのコントロールが困難な場合や，ヘパリン起因性血小板減少症（HIT）のリスクがある場合にフォンダパリヌクスが選択されることもあります（図2）。一方，早期退院や外来での治療においては，DOACが選択されることが一般的です。DOACは種類が多いので，特徴を整理しておくとよいですね。

どういう基準で薬剤は選ばれるのですか？

DOACは各薬剤の特徴を活かして選択されることが多いです。
1日1回の服用を優先する場合はリバーロキサバンやエドキサバンが選択されますし，高齢者や腎機能の低下（eGFRが50 mL/min/1.73 m^{2}以下）がある場合はアピキサバンが選択されます[3]。エドキサバンは用量による調整が必要なため，適応や臨床検査値を確認する必要があります（表5）。また，心房細動患者における脳卒中予防のリスクを考慮するのであればダビガトランが優先されます。
リバーロキサバンはCYP3A4の寄与率が大きいこと，エドキサバンはp-糖タンパク質の影響を受けるため，併用薬との薬物間相互作用も選択の際に考慮されるべきです。
担がん患者（がんが体内に存在している患者）は高リスクなので抗凝固療法を導入することが多いですが，非がん患者の末梢型DVTであれば，生体検査を行いながら経過観察とすることもあります[4]。

advice 複数あるDOACのなかから，患者の年齢や体重，併存疾患（併用薬），腎機能などの背景をもとに一番適した抗凝固薬が選ばれているかは薬剤師の視点によって確認すべき事項です。

薬剤に関するポイント

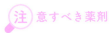

注 意すべき薬剤

表4 CATの原因となる薬剤

分類	代表的薬剤
1. 抗がん薬	
①白金製剤	シスプラチン，カルボプラチン
②微小管阻害薬	ドキタキセル，パクリタキセル
2. 酵素製剤	
L-アスパラギナーゼ	ロイナーゼ
3. ホルモン製剤	
コルチコステロイド	デキサメサゾン
4. 造血因子製剤	
エリスロポエチン	ダルベポエチン
5. 分子標的薬	
①血管新生阻害薬	イマチニブ，ニロチニブ
A. チロシンキナーゼ阻害薬/抗VEGF阻害薬	ベバシズマブ，スニチニブ
B. mTOR阻害薬	テムシロリムス，エベロリムス
②免疫調節薬	サリドマイド，レナリドミド
③プロテアソーム阻害薬	ボルテゾミブ，カルフィルゾミブ
④免疫チェックポイント阻害薬	ニボルマブ，ペムブロリズマブ

文献7) を基に作成

図2 抗凝固療法の選択肢

1. 初期抗凝固療法（～10日）
・低分子ヘパリン（CCr ≧ 30 mL/min）・DOAC（CCr ≧ 30 mL/min など） ・フォンダパリヌクスと未分画ヘパリンも可能
2. 中期（6カ月まで）・長期（6カ月以降）の維持抗凝固療法
・低分子ヘパリン（CCr ≧ 30 mL/min）・DOAC（CCr ≧ 30 mL/min など） ・6カ月以降は，benefit-risk比，忍容性，がんの状態などで決定する。

文献8）を参考として作成

表5 抗凝固薬一覧

分類	成分名	商品名	規格・剤形・補足
クマリン系薬剤	ワルファリンK	ワーファリン®	適応：血栓塞栓症（静脈血栓症，心筋梗塞症，肺塞栓症，脳塞栓症，緩徐に進行する脳血栓症など）の治療および予防
DOAC（直接的トロンビン拮抗薬）	ダビガトラン	プラザキサ®	適応：非弁膜症性心房細動患者における虚血性脳卒中および全身性塞栓症の発症抑制
DOAC（直接的Xa阻害薬）	リバーロキサバン	イグザレルト®	適応：【成人】非弁膜症性心房細動患者における虚血性脳卒中および全身性塞栓症の発症抑制，静脈血栓塞栓症（深部静脈血栓症および肺血栓塞栓症）の治療および再発抑制など
DOAC（直接的Xa阻害薬）	エドキサバン	リクシアナ®	適応：非弁膜症性心房細動患者における虚血性脳卒中および全身性塞栓症の発症抑制，静脈血栓塞栓症（深部静脈血栓症および肺血栓塞栓症）の治療および再発抑制など
	アピキサバン	エリキュース®	適応：非弁膜症性心房細動患者における虚血性脳卒中および全身性塞栓症の発症抑制，静脈血栓塞栓症（深部静脈血栓症および肺血栓塞栓症）の治療および再発抑制

（次ページにつづく）

(前ページからつづく)

合成Xa阻害薬	フォンダパリヌクス	アリクストラ®	適応：静脈血栓塞栓症の発現リスクの高い者（下肢整形外科手術施行患者，腹部手術施行患者），静脈血栓塞栓症の発症抑制
ヘパリン関連	ヘパリンナトリウム	ヘパリンナトリウム ヘパフラッシュ®	適応：静脈内留置ルート内の血液凝固の防止
	ダルテパリン	フラグミン®	—
	ヘパリンカルシウム		適応：血液体外循環時の灌流血液の凝固防止（血液透析），DIC
	パルナパリン	ローヘパ®	適応：血液体外循環時の灌流血液の凝固防止（血液透析・血液透析濾過・血液濾過）
ヘパリン関連	エノキサパリン	クレキサン®	適応：（股関節全置換術，膝関節全置換術，股関節骨折手術）の下肢整形外科手術施行患者における静脈血栓塞栓症の発症抑制
	ダナパロイド	オルガラン®	適応：DIC

DIC：播種性血管内凝固症候群　　　　　　　　　　　　文献9）を参考として作成

薬剤師の視点から症状に対処しよう

DOACが処方された患者に対してどのような服薬指導を行いますか？

薬剤の服用意義が実感できていないようなので，必要性を重点的に説明しようと思います。

それはとても重要ですね。超音波検査で実際に血栓が確認されていることに加え，がん治療を継続しているというリスク因子を考えると，服用は必要ですね。新たに導入する予定の治療もありますね。

nal-IRI + 5-FU/LV療法を導入予定です。

投与はどのように行いますか？

中心静脈ポートを造設して，フルオロウラシルはインフューザーポンプから投与する予定となっています。

中心静脈ポートを造設すると，血栓のリスク因子は増えますね。これから始まる治療を安全に行うためにもDOACの服用は重要ですね。

ほかにも説明したほうがよいことはありますか？

長期間服用する薬剤であることも伝えたほうがよいと思います。高リスクと考えられる担がん患者については再発が多い[10, 11]との報告があるためです。CATでは，抗凝固療法を継続する必要があり，その期間は最低6カ月以上とも言われています[12, 13]。また，出血が起きたとき，どうするかを伝えておくと安心して内服してもらえるでしょう。

薬剤師による対処のポイント

服薬指導

- 担がん患者が抗凝固薬を服用する場合，長期間となる場合が多く，服用の意義を理解してもらうことが重要である。
- 出血が起きた際に，どのように対処するかの説明は必須である。

服薬指導の例

今回，エドキサバントシル酸塩OD錠が追加で処方されましたね。この薬は血液の固まりやすさを調節する薬です。Nさんは今，足に血栓ができていて，そのせいでむくみが出ていたと思われます。もし，こ

の血栓が肺などに運ばれてしまうと非常に危険です。先生（医師）の指示通り，服用を忘れず継続することが大切です。

けがをしてしまったら，清潔なガーゼなどでしっかり圧迫して止血してください。それでも血が止まらない場合は，すみやかに病院に連絡してください。また，ほかの医療機関を受診する際には，必ずこの薬を服用していることを申し出てください。

医療スタッフとの連携

治療のなかで，検査や侵襲的処置など抗凝固薬を休薬する機会はしばしばある。中止時期はもちろんだが，適切な再開時期の指示が重要である。薬剤・処置ごとに休薬期間は異なるため，各薬剤の特性を把握しておくことも重要である。

症例提示

Case 2：Oさん　40歳代　女性　体重55.0kg

既往歴
・なし

現病歴
・右下葉非小細胞肺がん Stage4（多発骨転移）と診断され，現在は四次治療のテガフール・ギメラシル・オテラシルカリウム配合薬内服を継続していた。
・自宅にて，患者本人の受け答えが緩慢と家族が気づき緊急受診した。
・頭部MRI検査にて，左前頭葉，両側前頭葉，後頭葉に拡散制限が認められた。
・急性期脳梗塞，病変分布よりトルソー症候群の可能性が高いと判断された。

- 脱力や感覚障害などの随伴する神経症状はないため血栓回収は不要だが，速やかな抗凝固療法が開始となった。
- ヘパリンナトリウム注15000単位/生理食塩液250mLが24時間持続点滴にて処方されていたが，ヘパリンナトリウム注の単位を速度調整し目標APTT値である50秒付近で経過したため，自宅退院を検討することになった。

患者主訴
退院2日前

「退院してからもずっと注射をし続けるのでしょうか。飲み薬になりませんか？」

検査所見（一部抜粋）

項目	測定値 (X-28日)	測定値 (X日)	測定値 (X+5日)	施設基準
D-dimer [μg/mL]	1.4	10.2	1.7	上限1.0
血清クレアチニン [mg/dL]	0.51	0.83	0.75	0.65-1.07
APTT [秒]	33.5	43.5	50.2	24-34
AST/ALT	11/7	28/13	28/11	13-30 / 7-23

X：緊急入院日　FDP測定なし

処方情報

Rp
1) ヘパリンカルシウム皮下注　5000単位　1回1本　1日2回　8時・20時

患者主訴と処方情報から注目すべきポイントを押さえよう

抗凝固療法として、ヘパリンカルシウム注の皮下注射が開始となった患者です。皮下注射の手技は家族が取得済みなので問題ないですが、12時間ごとに注射をし続けることが負担のようです。

内服薬に切り替えられるか検討してみましょう。

Check Point
- ✓ トルソー症候群に対する抗凝固療法が経口投与ではないことに負担を感じている。

要因を推測しよう

トルソー症候群はCATのなかでも、CAVTに続いて比較的多くみられる疾患です。まずはその診断のプロセスを整理してみましょう（図3）。

がんに合併した脳梗塞はトルソー症候群と考えてよいのでしょうか？

すべてがトルソー症候群であるとは限りません。トルソー症候群は刻々と状況が変化するため、すべての検査の結果が出揃う前に治療を開始することもあります。がん患者におけるがん関連脳卒中と原因不明の脳卒中を区別するためのスコアリングシステムも報告されています（表6）。

advice
トルソー症候群は、静脈だけではなく動脈にも塞栓症をきたした全身の凝固能の亢進状態と理解しましょう。

複数の要因から原因を特定するためのポイント

 要因

図3 トルソー症候群の診断プロセス

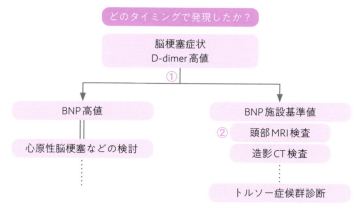

① BNPは心筋細胞から分泌されるホルモンであり，心原性脳塞栓症における補助診断バイオマーカーの1つである。BNP値の高低で脳梗塞の病型を予測する際に使用する。
② 発症部位の特異性はなく，多発性・両側性であることが多い。感染性心内膜炎の合併症としての脳血管障害との鑑別は画像検査のみでは難しい。

文献14）を基に作成

表6 脳卒中スコアリング

リスク因子	スコア［点］
D-dimerが10μg/mL以上	2
脳の複数の領域に脳梗塞がある	2
活動性のがん	1
血小板数15万/μL未満	1
女性	1

文献15）を基に作成

症例から必要な情報を把握しよう

Oさんから聞くべきことや注意すべき所見をOPQRST問診で確認していきましょう。

わかりました。

問診

言葉が出にくいことは自身で気づいたのですか？

家族から言われました…。

Oさん

言葉が出にくいこと以外に何か気づいたことはありましたか？

（ペットボトルを）落としそうになりました。

言葉の出にくさや，力が入らないことはしばらく続きましたか？

入院して3〜4日くらい…。

注射は家族がすることになっていますよね。

（うなずく）

アセスメントのポイント

問診

表7 症例から必要な情報を引き出すコツ（OPQRST問診）

項目	質問事項	今回のCase
onset：発症機転	いつ？	10日前の朝
paliative/provoke：寛解/増悪	ピークは？消失時期は？	入院直後 その後緩やかに改善傾向
quality/quantity：性状/強さ	どのような症状？ 強さは？	発語困難
region：部位	場所は？	—
symptoms：随伴症状	付随する症状は？	一過性の手の麻痺
time course：時系列	day●〜●まで続いた？	入院後3〜4日で消失

薬剤の特性を理解しよう

抗凝固療法に使用する薬剤はいろいろあります。凝固の機序を理解しておくと，どのような病態に使用される薬剤なのかがわかります（表5）。抗凝固薬のなかでトルソー症候群に使用される薬剤はどのようなものがありますか？

ヘパリンですよね。それ以外はわかりません。

ヘパリン投与はトルソー症候群に最も有効とされている治療法です。初期治療としてヘパリン持続静注点滴を行い，ヘパリン皮下注射として外来通院に移行する患者が多いです。同じ抗凝固薬でもDOACは保険適応外です。また，トルソー症候群の凝固亢進機序を考えるとⅡ，Ⅶ，Ⅸ，Ⅹ因子の産生抑制に基づくワルファリンの効果は不確実であると報告されています。確実な抗凝固効果を考慮すると，ヘパリンということになります[14, 16]。

抗凝固薬のなかでトルソー症候群に最も有効とされているのはヘパリンです。

薬剤師の視点から症状に対処しよう

トルソー症候群に対しては,ヘパリンが有効であることがわかりました。服薬指導時にはどのようなことに注意したほうがよいでしょうか？

トルソー症候群にはヘパリン皮下注射が有効であること,抗凝固薬の内服は効果が不十分な可能性があることをまず理解してもらう必要がありますね。ただ,病状や環境の変化でヘパリン皮下注射が継続できなくなる可能性もあります。そういったときは,まずはご相談いただきたいことを伝えてください。そして,トルソー症候群の治療の根幹は,原疾患であるがんの治療になります。がんの治療を進めることで,トルソー症候群の発症抑制が期待できます。

薬剤師による対処のポイント

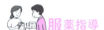

- トルソー症候群に有効な治療はヘパリン投与であることを伝える。
- HITの頻度は低いが必ず説明する。
- ヘパリン皮下注射を継続することが難しい場合は,自己判断で中止せず連絡するように伝える。
- トルソー症候群の根本原因はがん自体による凝固能の亢進状態であるため,がん治療は並行して行う場合が多い。

服薬指導の例

ヘパリン皮下注射が開始されましたね。この注射は，4日前まで1日中点滴していた薬と効果はほぼ同じと言われています。1日2回注射するのはとても大変だと思いますが，Oさんの症状には一番有効と考えられます。家族の方も，効果を考えたうえで，注射のやり方を理解してくれましたね。ただ，今後事情があって皮下注射がどうしても続けられない場合は，相談してくださいね。

呼吸が苦しくなったり，血が止まらなかったり，注入した場所が痛くなった場合は，必ず連絡してください。また，別の医療機関を受診するときは，必ずこの注射をしていることを申し出てくださいね。

医療スタッフとの連携

患者（家族）が自己注射の手技を医師または看護師から取得している際に薬剤師が同席し，理解度を把握する。

まとめ

がん患者の血栓治療では，「なぜその薬剤が選択されているか」を本人に理解してもらうことが良好なアドヒアランスにつながると考えられる。

引用文献

1) J Thromb Haemost, 5: 632-634, 2007.
2) Blood, 111: 4902-4907, 2008
3) J Thromb Haemost, 17: 1772-1778, 2019.
4) 日本循環器学会，ほか編：肺血栓塞栓症および深部静脈血栓症の診断，治療，予防に関するガイドライン．
https://js-phlebology.jp/wp/wp-content/uploads/2020/08/JCS2017.pdf（2024年10月10日）
5) 日本臨牀, 82(2)：255-261, 2024.
6) 血栓止血誌, 34(5)：572-578, 2023.
7) Cardio-Coagulation, 8: 49-54, 2021.
8) Lancet Oncol, 23: e334-347, 2022.
9) 管理薬剤師.com：抗凝固薬（DOAC等）一覧と使い方. https://kanri.nkdesk.com/drags/kesen.php（2025年1月21日閲覧）
10) J Thromb Haemost, 15: 1757-1763, 2017.
11) J Thromb Haemost, 15: 907-916, 2017.
12) 日本検査血液学会雑誌, 24: 1-10, 2023.
13) 日本腫瘍循環器学会編集委員会 編：腫瘍循環器診療ハンドブック（小室一成 監），メジカルビュー社，2020.
14) 血栓止血誌, 27: 18-28, 2016.
15) Neurol Sci, 41(5): 1245-1250. 2020.
16) Medicine (Baltimore), 56: 1-37, 1977.

2章 症状アセスメントの実際

がんのエキスパートの思考と対応方法を学ぶ

13 発熱性好中球減少症

- 発熱性好中球減少症 (FN) は，緊急性の高いがん患者の感染症のなかで代表的な症候群である。

- FN患者の感染部位を探索する際，皮膚バリア破綻部位 (カテーテル刺入部，口腔内など) を重点的に確認する。

- FN患者に対しては抗緑膿菌作用のある抗菌薬を使用する。特に，セフェピム，ピペラシリン/タゾバクタム，イミペネム/シラスタチン，メロペネムが推奨される。

- FNに対して感染部位 (フォーカス) が特定できる場合は，その感染症に合わせた治療を進める。フォーカスが不明な場合は，解熱と好中球数の回復を目安に，抗菌薬の終了を検討する。

症例提示

Case：Pさん　70歳代　女性

📋 既往歴
・10歳代 虫垂炎手術

📋 現病歴
・食道扁平上皮がんと診断され，術前化学療法としてDCF療法 (ドセタキセル＋シスプラチン＋5-FU) を末梢挿入型中心静脈カテーテル (PICC) 留置後より開始した。
・DCF療法2コース目 (day7) にFNと診断された。
・初期治療としてセフェピムが開始されたが，夜間に悪寒戦慄を伴う血圧

低下があり，抗菌薬はメロペネムとバンコマイシンに変更された。
- day9に血液培養2セット中2セットからMRSEが同定された。

患者主訴
DCF療法2コース目 day 9

「食道がんで入院して抗がん薬治療を始めたんですが，7日目に熱が出てきて，体がだるくなりました。カテーテルを入れていたところが赤く腫れてきたので心配だったんですが，それは抜いてもらいました。夜には寒気が出てきて血圧も下がりました。先生（医師）からは白血球がすごく減ってるから抗菌薬で治療すると言われています。抗がん薬の影響でこうなることがあるんですよね？まだ熱が下がりきらなくて心配です。これからの治療はどうなるのでしょうか。」

検査所見（一部抜粋）

体温 38.3℃，血圧 102/68 mmHg，脈拍 78 ppm，呼吸数 17回

項目	測定値	施設基準
白血球数 [/μL]	1.61×10^3	$3.3\text{-}8.6 \times 10^3$
好中球数 [/μL]	390	白血球数の38.5-80.5%
Hb [g/dL]	10.0	11.6-14.8
血小板数 [/μL]	126×10^3	$158\text{-}348 \times 10^3$
AST [U/L]	23	13-30
ALT [U/L]	11	10-42
血清Cr [mg/dL]	0.55※	0.46-0.79

※CCr：55.6 mL/min

処方情報

Rp			
1)	セフェピム塩酸塩静注用	1回2.0g 12時間毎	※単回投与後中止
2)	メロペネム点滴静注用	1回1.0g 8時間毎	
3)	バンコマイシン塩酸塩点滴静注用	1回0.5g 12時間毎	
4)	フィルグラスチムシリンジ75μg	1回75μg 24時間毎	

患者主訴と処方情報から注目すべきポイントを押さえよう

新人薬剤師

FNの症例ですね。好中球数が390/μLはとても低いですよね。

がん専門薬剤師

まずはFNの定義をおさらいしましょう。また，FNに対する抗菌薬に関連した注意点があるので，併せて整理してみましょう。

Check Point

- FNの定義は，日本臨床腫瘍学会（JSMO）や米国感染症学会（IDSA）などで若干異なる。
- FNは好中球数が500/μL未満，または1,000/μL未満で48時間以内に500/μL未満になると予測される状態で，腋窩温37.5℃以上（口腔内温38℃以上）の発熱を生じた場合と定義される（JSMO）。
- がん化学療法レジメンごとに骨髄抑制のリスクは異なる。年齢，既往歴，がんの進行度，併用療法などのリスク因子を総合的に評価し，FNの発症リスクを予測する。
- カテーテルの留置など，感染リスクがある場合には特に注意する。

要因を推測しよう

DCF療法中に好球数が390/μLまで減少していますし，体温も38.3℃なので化学療法によるFNですね。定義に当てはまります。

確かにそうですが，FNの定義はあくまでも一般的な基準であって，絶対的なものではありません。たとえ定義を満たさなくても，好中球減少のリスクを判断し，抗菌薬の投与を検討する必要があります。好中球減少が起こり始める時期を予測した臨床判断が重要です。

定義がすべてではないんですね。DCF療法は骨髄抑制が起こりやすいのでしょうか？

そうですね。DCF療法は強力な化学療法レジメンで，特に好中球減少が顕著に現れることがあります。好中球数が減少すると感染リスクが急速に高まります。

ほかにもDCF療法のように骨髄抑制を引き起こしやすいレジメンはあるのでしょうか？

リスクが高い化学療法レジメンはほかにもあります。これらはしっかり把握しておきましょう（表1）[1-9]。特に免疫が低下している状況では，通常問題にならない菌でも感染を引き起こすことがあります。FNに遭遇したらまず感染部位の探索を行いましょう（図1）。

DCF療法による骨髄抑制で好中球数が減少し，感染のリスクを高めた可能性があるということですね。

その通りです。患者の年齢や基礎疾患，全身状態などのリスク因子も重要です。FNのリスク分類のためのスコアリングがあります（表2）。これらは，FN患者における重症化リスクの低さを評価できます。

MASCCスコアとCISNEスコアを使ってリスク評価ができることはわかりましたが，実際にどの程度臨床で使用されているのでしょうか？

リスクを層別化する目的は，入院適応や抗菌薬の経静脈投与を行うかどうかを判断することです。しかし，わが国においてFNは入院管理が中心であるため，実際の臨床での使用頻度は少ない印象です。ただ，スコアはFN患者の重症化リスクを評価するための補助ツールとして有用です。特に経験が少ない場合やリスク評価を客観的に行いたい場合に役立ちます。

advice スコアと臨床判断を併用して使うことがポイントです。経験を積むほど,うまく組み合わせることができるようになりますよ。

複数の要因から原因を特定するためのポイント

表1 FNを起こしやすい代表的ながん化学療法レジメン＊

がん化学療法レジメン	FN発症頻度[%]
TC（DTX75 + CPA600 4〜6コース）	68.8
CBZ25 mg/m^2 + PSL10 mg	54.5
DCF（DTX + CDDP + 5-FU）	41
DTX/RAM	34
TAC（DTX75 + DXR50 + CPA500）	25.2
MVAC（MTX, VBL, DXR, CDDP）	24
FOLFIRINOX（CPT-11, L-OHP, 5-FU, l-LV）	22.2
AC（DXR + CDDP）	21
DTX + CDDP	21
FEC（5-FU500 + EPI100 + CPA500 3コース）22.2	20

＊造血腫瘍関連のレジメンは多岐にわたるため,ここでは割愛している

CBZ：カバジタキセル,CDDP：シスプラチン,CPA：シクロホスファミド,CPT-11：イリノテカン,DTX：ドセタキセル,DXR：ドキソルビシン,EPI：エピルビシン,5-FU：フルオロウラシル,IFM：イホスファミド,l-LV：レボホリナート,L-OHP：オキサリプラチン,MTX：メトトレキサート,PSL：プレドニゾロン,PTX：パクリタキセル,RAM：ラムシルマブ,VBL：ビンクリスチン,VDS：ビンデシン

※FNの発症頻度が低いレジメンでも,FNを発症する可能性があることに留意すべきである

文献1-9)を参考として作成

図1 要因特定のプロセス

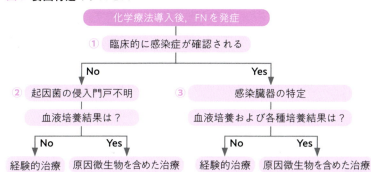

① 好中球減少の原因にかかわらず，臨床的に感染症が確認されるかどうかを評価する。
② 侵入門戸不明の場合，血液培養の情報を基に治療を開始する。
③ 感染臓器が特定できる場合には，臓器特有の検体培養および血液培養を基に治療を開始する。

表2 FNのリスク評価スコア

項目	MASCCスコア[10]	CISNEスコア[11]
スコアの範囲	0〜26点	0〜9点
低リスクの基準	スコア≧21点	スコア=0点
中等度リスクの基準	—	スコア=1〜2点
高リスクの基準	スコア≦20点	スコア≧3点
評価項目	症状の重症度 　無症状または軽症：5点 　中等症：3点 　重症：0点 血圧低下なし：5点 慢性閉塞性肺疾患なし：4点 固形腫瘍または造血器腫瘍 　真菌感染既往なし：4点 　真菌感染既往あり：0点 脱水なし：3点 外来治療中：3点 60歳未満：2点	PS　ECOG≧2：2点 ストレス誘導性高血糖あり：2点 慢性閉塞性肺疾患なし：1点 慢性心血管疾患なし：1点 口内炎 CTCAE grade≧2：1点 単球<200/μL：1点
特徴	簡便かつ迅速な評価が可能	より詳細なリスク評価が可能

文献10, 11) を参考として作成

症例から必要な情報を把握しよう

Pさんから聞くべきことや注意すべき所見はわかりますか？

実はFNの患者の問診は初めてなんです。どんな点に注意して問診すればよいか，教えてください。

OPQRST問診を使うとよいですよ。これを使えば，症状の詳細を系統的に聞き出せます（表3）。

必要な情報が整理しやすそうですね。

加えて，血液培養の結果や最近の抗菌薬の変更も確認しておくとよいでしょう。Pさんはどういう状況ですか？

血液培養でMRSEが検出されています。

カテーテル関連の感染症が疑われますね。PICCに関しても確認しましょう。焦らずに患者の話を聞くことが大事です。せっかくなのでPさんに問診しながら一緒にアセスメントのコツを学びましょう。

問診

発熱について教えてください。いつ頃から熱が出始めましたか？

Pさん
昨日の昼過ぎくらいから少し熱っぽくなって，夜には38℃を超えてしまいました。

熱が上がったり下がったりするようなことがありましたか？
また，症状が悪くなったり，よくなったりしましたか？

夜はすごく寒く感じて,ガタガタふるえていました。厚着をしてもなかなか温まらない感じでした。

次に体調について伺います。カテーテルを入れていた場所や口の中の状態,呼吸のしづらさやトイレに行く回数などはどうですか?

カテーテルを入れていた場所が少し腫れていて,痛い感じがしました。でも,ほかは特に何もなかったです。

その腫れや痛みはどのくらい気になりますか? また,いつ頃から感じていましたか? 症状が続いていますか,それとも波がありますか?

腫れは少し痛いかな,という程度でした。熱が出る前に少し腫れを感じましたが,すぐにカテーテルを抜いてもらって抗菌薬を点滴したので,症状はそれ以上ひどくなっていません。

思ったよりも難しかったです。患者から情報を引き出すのがこんなに大変だとは思いませんでした。

OPQRST問診は,患者の主観的な症状の詳細を系統的に把握するための有用なツールですが,FN患者の問診に当て込むのは少し難しかったかもしれませんね。

Pさんはカテーテルの刺入部に腫れと痛みを感じており,悪寒・戦慄も強かったようです。腫れや痛みの程度については,軽度であったとのことですが,悪寒・戦慄の強さが気になります。

腫れや痛みは,カテーテル関連血流感染症の特徴として理解できますね。悪寒・戦慄は,菌血症を疑う重要な所見の1つで,実際にPさんは血液培養でMRSEが検出されていますね。

発熱の原因がわかると治療計画が立てやすくなりますね。

FNの患者は、感染症があっても好中球数が少ないために症状や身体所見が軽微だったり、典型的でないことも多いです。このため、評価する際には微細な所見に着目するとよいですよ。たとえそれが典型的でなくとも、拾い上げることが重要です。

感染症を疑うときは問診がとても重要だと聞いたことがありますが、実際に体験してみてるとそれがよくわかりますね。

感染の多い部位としては、呼吸器、口腔内、尿路、腹腔内、皮膚軟部組織などがよく挙がりますね（表4）[12]。

ではこのあたりの症状について問診したり、検査結果の確認をすればよいのですね。

そうですね。ただし、忘れてはいけないのが、FN患者は好中球減少状態にあるということです。この状態では顕微鏡検査や胸部単純X線撮影などの一部の検査結果を過って解釈する場合があるので、注意が必要です。

FNのアセスメントは患者の発熱経過や好中球数、感染のリスク因子を評価し、感染部位を探索しつつ適切な抗菌薬が投与されているか確認することが重要です。

アセスメントのポイント

表3 必要な情報を引き出すコツ（OPQRST問診）

項目	質問事項	今回の症例
onset：発症転機	いつ？	昨日の昼過ぎから発熱し、夜には38℃を超えた。
paliative/provoke：寛解/増悪	ピークは？消失時期は？	特に何かをしたことで悪化したわけではないが、夜に悪寒とふるえがあった。
quality/quantity：性状/強さ	どのような症状？強さは？	厚着をしても温まらず、ふるえが止まらなかった。
region：部位	場所は？	カテーテル刺入部に少し腫れと痛みがある。
sympyoms：随伴症状	付随する症状は？	刺入部の腫れは少し痛む程度。
time course：時系列	day●～●まで続いた？	腫れは発熱前に少し感じ、その後抗菌薬治療開始後は悪化していない。

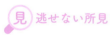

表4 FN患者の包括的評価と診断ガイド

項目評価	重要なサイン	注目すべき症状	考えられる感染症	関連する培養情報
全身症状	発熱，倦怠感，悪寒戦慄	発汗，寒気	菌血症	血液培養
呼吸器症状	息切れ，咳，痰	胸が重く感じる，咳の音が変わる	肺炎，肺化膿症	喀痰培養
消化器症状	下痢，悪心・嘔吐，腹痛，黄疸	食後の消化不良，吐き気・嘔吐，おなかが張る感じ，腸の動きが悪い	胆管炎，腹腔内膿瘍，肝膿瘍など腸炎，*Clostridioides difficile*感染	ドレナージ液培養，便検査，（便培養）
泌尿器症状	トイレが近い，排尿時痛	尿に血が混じる，排尿困難感	尿路感染症，膀胱炎	尿培養

（次ページにつづく）

(前ページからつづく)

皮膚症状	発疹，膿，びらん	皮膚の潰瘍，蜂巣炎が広がる	蜂巣炎，皮膚感染症	創部培養
口腔内の状態	口腔内の痛み，口内炎，嚥下障害	口の中に白い斑点がある，口腔カンジダ症の兆候	口腔カンジダ症，口内炎	口腔スワブ培養

※がん種や治療・処置歴，生活歴などで問診に濃淡をつけることも考慮する

薬剤の特性を理解しよう

Pさんはセフェピムで治療を開始していますが，どうして最初にセフェピムが選ばれたんでしょうか？

FNでは，広域スペクトルの抗菌薬を迅速に投与することが求められます。セフェピムは，第4世代のセファロスポリン系抗菌薬で，グラム陽性菌とグラム陰性菌の両方に対して効果があり，特に緑膿菌に有効であることがポイントですね。

緑膿菌に有効な抗菌薬を選択することが大事なんですね。ところで，化学療法の種類で抗菌薬の選択は変わりますか？

例えば，フルオロウラシルは粘膜障害を引き起こすリスクが高いので，口腔内や消化管のバリア破壊を原因とした感染症のリスクが高まります。そのため，ピペラシリン/タゾバクタムのような嫌気性菌もカバーできる抗菌薬が適切な選択肢となる場合があります。メロペネムは，ESBL産生菌を含む広範囲の病原菌をカバーできますが，耐性菌を招くリスクがあるため，可能であれば温存したいですね。

同じ緑膿菌に有効な抗菌薬でも細かい使い分けがあるんですね。抗MRSA薬は必ずしも必要ないと聞きましたが，なぜ今回バンコマイシンが追加されたんですか？

その点も重要ですね。通常，グラム陽性菌感染症あるいはその可能性が高い場合には，抗MRSA薬の追加を検討します[13]。PICCや中心静脈ポートを留置している場合，カテーテル関連血流感染症のリスクがあり，悪寒・戦慄と血圧低下は菌血症や敗血症を示唆する症状です。実際に血液培養は陽性だったので，PさんはカテーテルNo関連血流感染症として治療することになります。経験的に抗MRSA薬を併用した場合，グラム陽性菌が検出されなければ，2～3日後に中止を検討するのが一般的です。FNで血液培養が陽性となるのは全体の10～30％程度ですが，微生物が特定できれば，効果的な治療が選択できます。代表的な分離菌を押さえておくことも抗菌薬の選択，評価において重要ですよ（表5）。

感染部位や起因菌が特定された場合には，それに応じた治療が必要になるんですね。ところで，今回起因菌がMRSEなのでバンコマイシンが必要なのはわかりますが，メロペネムは必要ないですよね。

よい質問ですね。一般的なカテーテル関連血流感染症であれば，メロペネムを中止できる可能性があります。しかし，IDSAのガイドラインにはFNにおけるde-escalationについての記載はありますが，抗緑膿菌活性をはずすことが可能であるとは明記されていません[14]。このため，抗緑膿菌活性をもつ抗菌薬は，好中球数が500/μLを超えるまでは継続するのが一般的です。

では，抗菌薬は継続ですね。FNでは起因菌が特定できないことが多いと聞きます。その場合の治療の考え方も教えてください。

起因菌が特定できないFNは，今後多く経験すると思います。その場合は，治療開始後の患者の状態と臨床経過が非常に重要です。一般的な指標は，解熱かつ好中球数が500/μL以上です。それまでは抗菌薬の継続が推奨されます[14]。最近では好中球数が500/μLを超えていなくても，臨床経過が安定していて解熱後72時間以上経過すれば，抗菌薬を中止しても死亡率に差がない[15]という報告も

あり，より早期の抗菌薬中止も可能かもしれません。逆に，抗菌薬治療を開始して7日程度経っても解熱しない場合には，真菌感染やウイルス感染のスクリーニングが必要になります。この点は，成書やガイドラインに詳しく記載されているので，ぜひ勉強してください。

患者の経過や好中球の数がポイントですね。フィルグラスチムも処方されていますが，これについてはどうですか？

G-CSF適正使用ガイドラインでは，がん化学療法中に発症したFNに対してルーチンでのG-CSF投与は推奨されていません。これは，感染による死亡率の改善が認められなかったためです。

そうなんですね。では，なぜ今回はフィルグラスチムが使用されたんでしょうか？

G-CSFの使用が推奨されるのは，特に感染関連合併症のリスクが高い場合や重篤な全身状態を有する患者の場合です[16, 17]。Pさんは敗血症と判断された可能性があります。このような高リスクの状況では，G-CSFの投与が考慮されます。

リスクが高い場合にはG-CSFの使用も検討されるんですね。

ただし，特にリスクが高いと判断される場合を除いては，FN患者に対するG-CSFの使用は慎重に行うべきです。

ガイドラインをしっかり確認しながら，適切な治療選択ができるようにしましょう。

薬剤に関するポイント

FNの原因となりうる一般的な細菌

表5 FN患者で分離される一般的な細菌[14]

一般的なグラム陽性菌	一般的なグラム陰性菌
・コアグラーゼ陰性ブドウ球菌属 ・黄色ブドウ球菌 　（メチシリン耐性株を含む） ・腸球菌属（バンコマイシン耐性株を含む） ・ビリダンス群連鎖球菌 ・*Streptococcus pneumoniae* ・*Streptococcus pyogenes*	・大腸菌 ・*Klebsiella*属 ・*Enterobacter*属 ・緑膿菌 ・*Citrobacter*属 ・*Acinetobacter*属 ・*Stenotrophomonas maltophilia*

支持療法薬の特徴

▶予防薬

ペグフィルグラスチム

- 「がん化学療法による発熱性好中球減少症の発症抑制」の効果・効能をもち，がん化学療法終了の翌日以降に1回皮下投与する。
- 投与後に骨痛や背部痛などを発現することがある。また，G-CSF製剤による血管炎の報告はペグフィルグラスチムが最も多い[18]。

フルオロキノロン系抗菌薬

- 特に高度（好中球数100/μL以下）かつ遷延する（7日以上）好中球減少のリスクが高い患者に推奨される。具体的には，急性骨髄性白血病（AML），骨髄異形成症候群（MDS），造血幹細胞移植などが対象となる。なお，フルオロキノロン系抗菌薬が使用できない患者には，セフポドキシムが好中球減少症時の予防の代替薬として使用されている[19]。
- プラセボまたはST合剤と比較して，グラム陰性桿菌感染症の発症頻度を約80％減少させる効果が確認されている[20]。なお，固形がんに対す

る多くのレジメンでは，好中球減少の期間が7日未満であるため，抗菌薬の予防投与はルーチンでは推奨されない。

・FN予防を目的とした使用は保険適用外であり，また昨今求められている抗菌薬適正使用の観点からも，対象者の選定は慎重に行う必要がある。

▶**治療薬**

抗菌薬

・抗緑膿菌活性のあるβ-ラクタム系抗菌薬（セフェピム，ピペラシリン／タゾバクタム，メロペネムなど）の単剤治療で開始する[14]（表6）。

・抗MRSA薬は初期治療に加えることは推奨されないが，血行動態が不安定な場合や血液培養でグラム陽性菌が検出されるなど，MRSAを含む薬剤耐性グラム陽性菌の関与が疑われる状況ではその使用を考慮する[14]。

・アミノグリコシド系抗菌薬やフルオロキノロン系抗菌薬の併用治療は，血圧低下などの重篤な合併症がある場合や緑膿菌感染症のリスクが高い場合に考慮する[14]。

フィルグラスチム

・好中球減少状態でも，無熱であればG-CSFの治療目的での投与に関する有効性データは不十分であり，G-CSF投与は推奨されていない[16]。

・FN治療を目的としたG-CSFと抗菌薬の併用は，抗菌薬のみの場合と比較して全死亡率や感染症関連死亡率の低下はみられなかったが，骨痛や感冒様症状といった有害事象が多かった[21]。

・好中球減少が長期化すると重篤な合併症のリスクが高まるため[22]，高リスク因子（年齢＞65［歳］，感染症の合併，低血圧，FNの既往など）がある場合には，FNの治療にG-CSFの併用を検討することが推奨される[16]。投与する場合には，Nadir（好中球数が最も低下する時期）後，好中球数が回復するまで継続する。

表6 FNの初期治療に用いる抗菌薬の一般的スペクトラムと投与量

	セフェピム	ピペラシリン/タゾバクタム	メロペネム
緑膿菌		○	
ESBL産生菌	×	△	○
嫌気性菌	×	○	○
投与量[23)]	1回2g 8時間毎[*1]	1回4.5g 6時間毎	1回1-2g 8時間毎[*2]

*1 添付文書の上限は4g/日。わが国では1回2g12時間毎で投与されることも多い
*2 添付文書における6g/日の保険適応は化膿性髄膜炎である

薬剤師の視点から症状に対処しよう

Pさんの腎機能を確認したところ、CCrが55.6mL/minでした。腎機能は比較的保たれているので投与量の調整は必要なさそうですね。

問題なさそうですね。ただし、高齢者なので実際の腎機能は計算値より低いこともあるため、副作用のモニタリングに注力しましょう。

抗菌薬の副作用で特に注意すべき点はありますか?

一般的には二次感染や*Clostridioides difficile*感染症のリスクを考慮する必要があります。また、個別にみると、セフェピムは脳症の副作用が有名ですね。特に高齢者や腎機能が低下している患者では注意が必要です。メロペネムはけいれんなどの神経症状がよく挙げられますが、イミペネムと比較してその頻度は少ないと言われています。

ほかに注意すべき点はありますか?

バンコマイシンは薬物治療モニタリング(TDM)が必要です。血中濃度測定の予定を確認して、適宜投与量を調整しましょう。

血中濃度が高すぎると副作用が出やすくなるんですよね。腎障害は有名ですが、ほかはあまり知らないです。

バンコマイシンは注入反応が有名で、投与速度には注意しましょう。この反応はレッドネック症候群とも言われます。また、静脈炎や血球減少などの副作用も発生する可能性があります。ライン刺入部の確認や定期的な血液検査を行い、血球の推移を確認しましょう。

レッドネック症候群は、アレルギーとはまた違うところが難しいですよね。それに血球減少にも注意が必要なんですね。ところで、今回のFN治療期間はどうなりますか？

Pさんの場合は今後の好中球数の推移にもよりますが、基本的にはカテーテル関連血流感染症に準じて治療期間[24]が決定されます（図2）。PICCが抜去できた今回の場合、バンコマイシンの投与期間は5〜7日間となりますね。メロペネムは先ほど説明した通りで、好中球数が回復するまでは必須ですね。

そのように考えるんですね。あとフィルグラスチムは発熱や腰痛、全身倦怠感が生じることがあると聞きましたが、FNなのか薬剤の副作用なのかがわからなくなりそうです。

フィルグラスチムの副作用は、感染症との鑑別が難しいため、細かく経過を観察し、必要に応じて追加検査を行うことが大切です。また、フィルグラスチムの投与によって好中球数が急激に増加する場合があり、その際には血液の粘性が高まり血栓のリスクが増すこともあります。これらも頭に入れておくべきです。

FN治療期間は本当に注意して経過をみなければいけないですね。

その通りです。症状が出た場合はすぐに報告し、適切な対応を行うことが求められます。これらのポイントを押さえて、Pさんの状態をしっかりとモニタリングしていきましょう。

図2 抜去可能な中心静脈カテーテル関連血流感染症の治療期間の目安

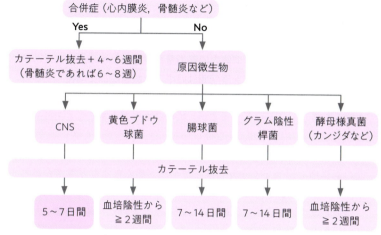

※カテーテル抜去を行わない場合には治療期間は一般的に延長する
※黄色ブドウ球菌が原因の場合は、通常2〜4週間の抗菌薬治療が推奨される
※菌血症が持続する場合や心内膜炎が疑われる場合、治療期間延長が必要となる
※カンジダが原因の場合、カテーテルの早期除去とともに、抗真菌薬を最低2週間投与する
※患者の免疫状態や感染の重症度に応じて、治療の調整が必要となる場合がある

薬剤師による対処のポイント

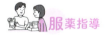

服薬指導

- バンコマイシンはTDMが必要な薬剤であり、血中濃度を確認しながら投与量を調整することを説明する。
- バンコマイシン注入反応や静脈炎など投与中に起きる副作用と腎障害や脳症などは分けて説明する。薬剤によるが、けいれんについては頻度がそれほど高くない場合、過度に患者に不安を与えないように工夫して伝える。
- 抗菌薬の治療期間の目安を説明する。
- フィルグラスチムで感染症の悪化を感じさせるような症状が出現しうることを説明し、普段から自身の体調に留意するように説明する。

服薬指導の例

今日は抗菌薬とフィルグラスチムについて説明しますね。まず，バンコマイシンという抗菌薬ですが，1人ひとり適正な投与量が異なります。そのため，血液検査で体内の薬の量を確認しながら，適宜投与量を調整します。抗菌薬の治療期間は好中球の数が順調に回復していけば1週間程度になります。投与中に皮膚が赤くなったり，点滴部位に痛みを感じることがありますが，投与速度を遅くすることで改善する場合があるので，そのような症状があればお知らせください。また，腎臓に影響を及ぼすことがあり，腎臓の機能が低下するとほかの抗菌薬の副作用も出やすくなります。尿の出が悪くなるなど異常があれば，早めにご報告いただければと思います。ほかにも，ぼーっとしたり普段と違う神経症状が現れることがありますので，異変を感じた際はお伝えください。

フィルグラスチムは白血球を増やすために使用しますが，発熱やだるさが出ることがあります。これらの症状は感染症の悪化と紛らわしい場合があるため，経過をしっかりみていきます。気になることがあれば，いつでもご連絡くださいね。

医療スタッフとの連携

- 看護師と協力して，発熱や症状の変化を早期に察知し，迅速に報告・共有する体制を整えることが重要である。
- 抗菌薬の選択と投与量の調整を行い，必要に応じてTDMを実施し，医師に最適な治療を提案する。また，薬物血中濃度測定にあたっては看護師に採血タイミングなどを共有する。
- 看護師や栄養士と連携して，患者への教育やサポートを行い，自己管理のポイントや感染予防策についての理解を深めてもらう。
- 定期的に医師，看護師と患者の状態を共有し，最適な治療計画を立案する。

引用文献

1) Support Care Cancer, 23: 1137-1143, 2015.
2) Int J Clin Oncol, 20: 1026-1034, 2015.
3) J Clin Oncol, 25: 3217-3223, 2007.
4) Lung Cancer, 99: 186-193, 2016.
5) N Engl J Med, 363: 2200-2210, 2010.
6) J Clin Oncol, 17: 3068-3077, 2000.
7) Cancer Sci, 105: 1321-1326, 2014.
8) Lancet, 350: 911-917, 1997.
9) Breast Cancer Res Treat, 110: 531-539, 2008.
10) J Clin Oncol, 18: 3038-3051, 2000.
11) J Clin Oncol, 33: 465-471, 2015.
12) Support Care Cancer, 14: 763-769, 2006.
13) Br J Haematol, 76 Suppl 2: 35-40, 1990.
14) Clin Infect Dis, 52: e56-93, 2011.
15) Lancet Haematol, 4: e573-e583, 2017.
16) J Clin Oncol, 33: 3199-3212, 2015.
17) Ann Oncol, 21 Suppl 5: v248-v251, 2010.
18) Cytokine, 119: 47-51, 2019.
19) Clin Ther, 36: 976-981, 2014.
20) J Clin Oncol, 16: 1179-1187, 1998.
21) Cochrane Database Syst Rev, 2014: CD003039, 2014.
22) Ann Hematol, 98: 1051-1069, 2019.
23) NCCN Guidelines Version 2.2024_Prevention and Treatment of Cancer-Related Infections_ANTIBACTERIAL AGENTS: ANTI-PSEUDOMONAL. https://www.nccn.org/guidelines/category_3（2024年10月2日閲覧）
24) Clin Infect Dis, 49: 1-45, 2009.

3章　薬薬連携・医薬連携の実際

がん専門資格を有する薬局薬剤師の思考と対応方法を学ぶ

1 薬剤服用期間中の患者フォローアップとトレーシングレポートの活用

- 薬剤交付後の服薬フォローアップは薬局薬剤師に求められている業務であり，医療機関への情報のフィードバックを積極的に行う必要がある。

- 緊急を要するような情報や疑義照会のような内容はトレーシングレポートではなく，直接医療機関に連絡しなければならない。

- トレーシングレポートには，「副作用報告・支持療法」と「服薬アドヒアランス」を具体的に記載する。

- CTCAEによるGrade評価はもちろん，プロブレムを立てて副作用を評価する。

- 処方提案では，「薬品名」「用法用量」「処方日数」を具体的に提案する。

症例提示

Case：Qさん　60歳代　女性

　　　身長：146cm　体重：51kg　体表面積：1,386m^2

既往歴

・特記なし

現病歴

・胃がん術後（pT3N1M0 Stage ⅡB）

・治療レジメン：S-1単独（4週間内服，2週間休薬）

検査所見（一部抜粋）

項目	測定値	項目	測定値
WBC [/μL]	5,370	AST [U/L]	25
Hgb [g/dL]	10.0	ALT [U/L]	18
Plt [/μL]	194	S-Glu [mg/dL]	89
ANC [/μL]	3,890	S-Cr [mg/dL]	0.59※
T-Bil [mg/dL]	0.6	eGFR [mL/min/1.73m²]	78.9

※CCr：81.6 mL/min

処方情報

Rp				
1)	ティーエスワン®配合OD錠T25	1日2回 朝夕食後	1回2錠	28日分
2)	メトクロプラミド錠5mg	悪心時	1回1錠	10回分
3)	ロペラミド塩酸塩カプセル1mg	下痢時	1回1cap	10回分
4)	アセトアミノフェン錠300mg	発熱時	1回2錠	10回分
5)	AZ含嗽用配合顆粒®2g/包	うがい，1日数回	1調剤	30包

ティーエスワン®単独療法1コース目day15

フォローアップの方法について押さえよう

新人薬剤師

前回ティーエスワン®（テガフール・ギメラシル・オテラシルカリウム）単独療法が始まったQさんに電話でフォローアップしようと思います。何を聞いたらよいでしょうか？

外来がん治療専門薬剤師

ティーエスワン®の服薬アドヒアランスや副作用を確認する必要があります。質問する際には副作用の評価を行えるように具体的な症状を確認しましょう。

Check Point

- ✔ 2020年に施行された改正薬剤師法,薬機法で薬剤交付後の服薬フォローアップの義務化が明記された。
- ✔ 支持療法や服薬アドヒアランスに関する情報は診療録への記載が少ないので,トレーシングレポートを介した情報共有が有用である[1]。
- ✔ 副作用はCTCAE v5.0を用いて評価する。
- ✔ 発現する副作用とその時期は,添付文書,適正使用ガイド[2],書籍などを活用して事前に確認する。

服薬アドヒアランスを確認しよう

適正使用ガイドを確認しましたが,患者に服薬アドヒアランスを確認する際のコツはありますか?

アドヒアランスの確認事項(表1)や確認方法(表2)はいくつかあります。今回は電話でのフォローアップなので,セルフ・レポートによる方法で患者に確認してみましょう。

問診

Qさんはティーエスワン®を飲み始めて今日で15日目になりますが,飲めない日はありましたか?

1回だけ飲めませんでした。治療日誌に記録をつけています。

Qさん

飲めなかったのはいつですか? 副作用で飲めなかったのでしょうか? 次回来局する際には治療日誌も見せてくださいね。

おとといの朝です。バタバタしていて朝ごはんを食べられずティーエスワン®も飲めませんでした。副作用は1週間飲んだ頃から吐き気がありましたが,吐き気止めを飲むほどでもありませんでした。

忙しい日もありますからね。吐き気が強くなくてよかったです。残った薬は2回分まとめて飲んだり，服用期間外に飲んだりせずに，次回来局する際に持ってきてください。残薬分を調節します。

入院での治療と異なり，外来での経口抗がん薬治療では患者自身が服薬を管理します。自宅での治療を安全かつ有効にするために薬局薬剤師のフォローアップは必要不可欠です。

表1 アドヒアランスの確認事項

- 飲めなかった日や理由を具体的に確認する。
- 飲み忘れを責めることはせず，飲めなかった理由を確認する。
- 来局時には治療日誌を持参してもらい，記載内容を必ず確認する。
- 患者の生活習慣を考慮した服用の仕方も検討する。

表2 アドヒアランスの確認方法

方法	特徴
セルフ・レポート	アドヒアランスを確認する最も簡単な方法。患者に治療の効果を尋ねる，治療日誌の確認など
質問紙（アンケート）	患者からアンケートの回答を得ることにより，服薬アドヒアランスの状況を測定する。MMAS-4などがある。
pill count	処方された医薬品の服薬日数などからアドヒアランスを推定する。
治療薬物濃度のモニタリング	処方薬を指示通りに服用しているか評価するための最も正確な方法。薬物またはその代謝物の血清または尿中レベルを測定する。

文献3）を基に作成

プロブレムを立てて評価しよう

1回飲み忘れただけで，ほかは問題なさそうでしたね。早速トレーシングレポートを記載しようと思います。

少し待ってください。まずは今回のプロブレムを評価し（図1），その後にトレーシングレポートを記載しましょう。

1回の飲み忘れというプロブレムの評価を通じて，その理由や具体的な対応を整理できることがわかりました。

プロブレムの評価を習慣づけておくと，シンプルかつ的確なトレーシングレポートを書くコツが掴めると思います。

図1 day15のプロブレム評価

#ティーエスワン®のアドヒアランス
day15に電話にて確認。電話越しに患者の手元にある治療日誌を見てもらう。 ── アドヒアランスの確認方法を確認

飲み忘れ：1回　day13朝 ── いつ，どのような理由で服用できなかったかを確認
残薬：1回分（口頭確認）
→飲み忘れに対して過量服用なく対応できている。
次回来局時にティーエスワンの残薬を持参いただく。── 残薬への対応が適切であるかを確認

#ティーエスワン®の副作用
■悪心：Grade 1　制吐薬必要ない程度。

ティーエスワン®で起こりうる有害事象によりアドヒアランスの低下が起きていないか確認

トレーシングレポートを記載しよう

今回特に提案などはありませんが，トレーシングレポートは記載したほうがよいですか？

薬剤師の機能として処方医へのフィードバックが求められています[4]。トレーシングレポートを用いて，提案事項に限らずアドヒアランスに関する確認事項についても情報提供していきましょう。

トレーシングレポートには，厚生労働省が見本としている様式，各病院がホームページなどで公開している様式，都道府県の薬剤師会が作成している様式などがありますが，どれを使うとよいですか？

それぞれよいところがあると思います。抗がん薬治療に関しては，CTCAE形式のトレーシングレポートを用いることで有害事象の記載割合が増加するという報告[5]もあるので，今回はCTCAE形式のトレーシングレポート（図2）を使用してみましょう。

図2 day15のトレーシングレポート

1 経口抗がん薬（抗ホルモン薬含む）のアドヒアランス確認

情報提供書の対象薬剤名	ティーエスワン®
詳記	day15昼に電話でのフォローアップを実施し、ティーエスワン®の day13朝の飲み忘れを口頭で確認しました。

アドヒアランスの確認項目を簡潔・具体的に記載

2 副作用の発現状況（◇は症状の訴えに応じて項目を追加して下さい→別紙副作用評価表を参照）

☞「有」「無」に☑チェックを記し、副作用グレードの数値を記入して下さい

項　目	有	無	副作用Grade	症　状
◆ 悪心	☑	☐	Grade 1	day7～現在まで。制吐薬は必要ない程度。
◆ 嘔吐	☐	☑		
◆ 下痢	☐	☑		
◆ 手足症候群	☐	☑		
◆ 発疹・皮膚症状	☐	☑		
◆ 末梢神経障害	☐	☑		
◆ 口内炎	☐	☑		
◇	☐	☐		
◇	☐	☐		

副作用Grade「3」の場合は外来受診をお勧めください。⇒ ☐ 受診を勧めた

※当該患者の治療レジメンないしは血算・生化学的所見の確認は特記事項に記載して下さい

適正使用ガイドなどで発現する可能性が高い副作用をCTCAEで評価

3 発熱症状について（有無には「○」をして下さい）

いつから	月　日	体温の推移	
抗生物質の服用	有 ⓘ無	医薬品名	
解熱鎮痛剤服用	有 ⓘ無	医薬品名	

4 特記事項 または その他（治療上の悩みや不安、服薬状況・副作用の補足、処方・検査提案など）

悪心Grade 1がday7から出現していますが、制吐薬は必要ない程度です。
その他副作用や発熱なく経過しています。
2週間後に再度フォローアップ予定です。

副作用によるアドヒアランス低下を除外したことを記載

「がん化学療法用トレーシングレポート」（がん研究会有明病院薬剤部）を基に一部抜粋して作成

ティーエスワン® 単独療法1コース目 day29

フォローアップの方法について押さえよう

患者主訴
電話でのフォローアップ時(表3)

「1週間前から気持ち悪さが強くなってときどき吐き気止めを飲んでいました。4日前に吐き気止めがなくなってから気持ち悪さがより強くなりました。吐くことはないですが，食事は半分ぐらいしか食べられなくなったのでティーエスワン®は飲むのを止めました。お通じはしっかりと出ています。その他，副作用や気になる症状はありませんでした。」

表3 問診（OPQRST問診）

項目	質問事項	今回の症例
onset：発症機転	いつからか？	ティーエスワン®開始後
paliative/provoke：寛解/増悪	制吐薬は服用しているか？	メトクロプラミド中止後に増悪
quality/quantity：性状/強さ	食事摂取量の低下はあるか？嘔吐しているか？	食事摂取量低下あり/悪心Grade 2，嘔吐なし
region：部位	腹部の症状はあるか？	便秘なし
symptoms：随伴症状	不安感はあるか？めまいなどはあるか？	不安感なし めまいなし
time course：時系列	day●〜●まで続いた？	21日目より増悪

プロブレムを立てて評価しよう

OPQRST問診で主訴を聴取したことで、悪心による症状が把握できました。今回は悪心によりティーエスワン®のアドヒアランスも低下していましたが、どのような対応が求められるのでしょうか。

有害事象によるQOLの低下や、アドヒアランスの低下による治療効果の減弱を避けるために薬学的介入をしましょう（図3）。

図3 day29のプロブレム評価

評価内容	ポイント
#悪心：Grade 2　day25から増悪 ティーエスワン®開始後から出現した悪心に対してメトクロプラミド頓用で悪心Grade 1。メトクロプラミドの手持ちがなくなり、day25から悪心Grade 2に増悪。	副作用についてOPQRSTを用いて整理し、CTCAEのGrade評価を用いて評価
便秘や頭痛などの症状がないことから消化管閉塞やイレウス、頭蓋内圧亢進による影響の可能性は低いと推測。 血清Na低下による可能性はあるが血清Na値は不明。	緊急度の高い、重篤な疾患を除外
発症時期とメトクロプラミド中止後に増悪していることから、化学療法誘発性悪心の可能性が高く、メトクロプラミド内服で対応可能と評価。	因果関係から、もっともらしい原因を推測
→ティーエスワン®内服中にメトクロプラミドを内服できるように、メトクロプラミド錠5mg　3錠　1日3回毎食前　28日分を提案。	具体的な対応方法を提案

トレーシングレポートを記載しよう

これまでは、「患者が吐き気止めを追加してほしいと言っている」や、「吐き気が強いから吐き気止めを追加」など短絡的に考えていたかもしれません。

図4 **day29のトレーシングレポート**

1 経口抗がん薬（抗ホルモン薬含む）のアドヒアランス確認

情報提供書の対象薬剤名	ティーエスワン®
詳記	day29昼に電話でのフォローアップを実施しました。ティーエスワン®は悪心Grade 2のためday25夕〜29朝はスキップしたことを口頭で確認しました。ティーエスワン®の残薬20錠（5日分）と確認しました。

アドヒアランスの確認項目を簡潔・具体的に記載

2 副作用の発現状況（◇は症状の訴えに応じて項目を追加して下さい→別紙副作用評価表を参照）

☞「有」「無」に☑チェックを記し，副作用グレードの数値を記入して下さい

項　目	有	無	副作用Grade	症　状
◆ 悪心	☑	☐	Grade 2	day25〜現在まで。メトクロプラミド服用で軽減あり。
◆ 嘔吐	☐	☑		
◆ 下痢	☐	☑		
◆ 手足症候群	☐	☑		
◆ 発疹・皮膚症状	☐	☑		
◆ 末梢神経障害	☐	☑		
◆ 口内炎	☐	☑		
◇	☐	☐		
◇	☐	☐		

副作用Grade「3」の場合は外来受診をお勧めください。⇒ ☐ 受診を勧めた

※当該患者の治療レジメンないしは血算・生化学的所見の確認は特記事項に記載して下さい

CTCAEを用いて評価を行う

3 発熱症状について（有無には「○」をして下さい）

いつから	月　　日	体温の推移	
抗生物質の服用	有　（無）	医薬品名	
解熱鎮痛剤服用	有　（無）	医薬品名	

4 特記事項 または その他（治療上の悩みや不安，服薬状況・副作用の補足，処方・検査提案など）

ティーエスワン®の残薬20錠（5日分）と確認しました。次回ティーエスワン®は23日分でご処方ください。

メトクロプラミド服用で悪心の軽減あり，便秘や発熱・その他の症状なくティーエスワン®による悪心と考えます。

次回メトクロプラミドは1日3錠1日3回毎食前28日分処方提案します。

残薬を考慮した処方日数を提示し，介入すべき副作用について，原因の推測，重篤な疾患の除外に必要な情報を記載し，具体的な提案も記載

「がん化学療法用トレーシングレポート」（がん研究会有明病院薬剤部）を基に一部抜粋して作成

しっかりと原因を推論したうえで提案できるとよいですね（図4）。普段の業務からプロブレムリストを作成し，原因の推論と対処方法の検討を行うとよいと思います。

最初から完璧なトレーシングレポートを送ることは難しいと思います。積極的にトレーシングレポートを送ること，そして普段の服薬指導のなかでもプロブレムを立てて対応する訓練をしましょう。

引用文献

1) 癌と化療，46: 1747-1752, 2019.
2) ティーエスワン®医療関係者向け総合情報サイト 適正使用ガイド 休薬・減量・再開の目安
   https://www.taiho.co.jp/medical/brand/ts-1/guide/gu_10.html（2024年7月閲覧）
3) 精神保健研究，60: 49-54, 2014.
4) 厚生労働省「患者のための薬局ビジョン」～「門前」から「かかりつけ」，そして「地域」へ～を策定しました
   https://www.mhlw.go.jp/stf/houdou/0000102179.html（2024年7月閲覧）
5) 医療薬，47: 649-658, 2021.

3章 薬薬連携・医薬連携の実際

がん専門資格を有する薬局薬剤師の思考と対応方法を学ぶ

2 緊急性を要し，トレーシングレポートに落とし込めないケース

● 自宅で抗がん薬治療をしているとさまざまな症状が発現するため，薬局での継続的な介入が必要である。

● 薬局と医療機関との連絡手段として，どういった方法が好ましいか普段から情報共有できる機会を確保しておくようにする。

● トレーシングレポートは，薬剤師と医師の間のコミュニケーションを円滑にするうえで重要なツールであるが，すべての状況に対応できるわけではない。緊急性の高いケースでは，トレーシングレポートよりも患者の安全を最優先し，迅速な対応を取る必要がある。対応後の経過も追っていくようにする。

症例提示

Case：Rさん　70歳代　男性

身長：163cm　体重：55kg　体表面積：1,584m^2

📋 既往歴

・特記事項なし

📋 現病歴

・胃がん術後（Stage IV）

・治療レジメン：SOX ＋ニボルマブ療法

・1コース目は入院にて治療開始し，2コース目から外来となった。

・今回，3コース目day7でフォローアップを行うこととなった。

263

📋 処方情報

Rp				
1) ティーエスワン®配合OD錠T20	1日2回朝 夕食後	1回3錠	21日分
2) メトクロプラミド錠5mg	悪心時	1回1錠	10回分
3) ロペラミド塩酸塩カプセル1mg	下痢時	1回1cap	10回分
4) アセトアミノフェン錠300mg	発熱時	1回2錠	10回分

フォローアップの方法について整理しよう

新人薬剤師

SOX＋ニボルマブ療法を行っているRさんに電話でフォローアップしようと思います。まず何を話したらよいでしょうか？

外来がん治療専門薬剤師

まずはオープンクエスチョンで，体調はどうか，広く聞き取りをするとよいと思います。そのうえで，S-1と支持療法薬のアドヒアランス確認として，服用できているかどうか，具体的な副作用の発現状況などをクローズドクエスチョンで確認しましょう。

オープンクエスチョンの後に服用アドヒアランスや副作用発現状況について，具体的に確認できるとよいのですね。

Check Point

- ✔ 薬局での患者へのフォローアップとして，受診と次の受診の間を目安にフォローアップを実践する[1]。
- ✔ 最初はオープンクエスチョンで患者の体調を広く確認し，その後クローズドクエスチョンで的を絞った質問をしていく。
- ✔ 内服抗がん薬や支持療法薬のアドヒアランス，副作用の発現状況などを確認する。

図1 患者フォローアップを行ううえでの薬剤師の実践サイクル

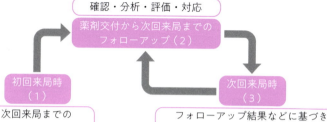

文献1)を基に作成

副作用について評価しよう

副作用の発現状況はどのように確認していくとよいでしょうか?

まず、治療レジメンであるSOX＋ニボルマブ療法でよく発現する副作用を把握しておいて、その重症度を評価できるとよいと思います。例えば、吐き気、嘔吐、下痢、食欲不振、口内炎などは消化器系で発現する副作用として押さえておき、末梢神経障害についても押さえておくとよいでしょう。その他、ニボルマブによる免疫関連有害事象（irAE）は多岐にわたるので、把握しておきましょう。副作用の重症度はCTCAEを用いて評価し、その内容を病院に情報共有できるとよいと思います。

いろいろと確認する内容が多くて大変ですね。

そうですね。最初は大変に感じるかもしれないですが、私もそばにいるので、頑張ってフォローアップを実践してみましょう。

ありがとうございます。それでは、Rさんに電話してみます。

表1 SOX＋ニボルマブ療法における主な有害事象

治療関連 有害事象	ATTRACTION－試験 ニボルマブ＋化学療法 (n=359)		CheckMate649試験 ニボルマブ＋化学療法 (n=782)	
	全グレード [%]	≧グレード3 [%]	全グレード [%]	≧グレード3 [%]
末梢神経障害	70.2	4.7	45.8	6.0
食欲不振	52.1	8.1	20.1	1.8
悪心	50.4	2.8	41.3	2.6
疲労・倦怠感	36.5	1.4	35.2	4.7
下痢	34.8	4.5	32.4	4.5
嘔吐	20.1	1.4	24.9	2.2
irAE				
皮膚	37.3	3.9	27.4	3.3
胃腸	35.9	5.8	33.5	5.5
肝臓	23.1	3.9	26.0	3.7
内分泌	11.4	2.2	13.7	0.6

文献2,3) を基に作成

電話でのフォローアップを実践してみよう

問診

こんにちは。Rさんは今回でSOX＋ニボルマブ療法は3コース目ですよね。7日ほど経ったところですが、体調はいかがですか？

Rさん
お電話ありがとうございます。2コース目まではそれほど問題なかったのですが、今回はだいぶつらいですね。とにかく3コース目が始まってから吐き気と倦怠感が強くて、食事がとれていない状況です。

そうなのですね。食事は治療前と比べて何割くらいとれていますか？

今は2〜3割程度でしょうか。

だいぶ減ってしまっていますね。体重は治療前と比べて減りましたか？

6kgくらい減って、今は50kgを下回っています。治療開始前は55kg以上あったのですが、とにかく食事がとれなくて立ち上がれないくらいフラフラします。

プロブレムを立てて評価しよう

Rさんはかなりつらそうでした。自宅でこのまま治療を続けていくのはとても心配です。

特にどういった症状がつらそうでしたか？

悪心と倦怠感がかなりつらそうでした。食事が治療開始前と比べて2〜3割程度しかとれていなくて、CTCAEの評価ではGrade2〜3だと思います。フラフラするのでベッドから立ち上がれないようです。

そうなんですね。このまま治療は続けられそうですか？

いえ、このまま治療を続けるのは難しいと思います。irAEによる甲状腺機能障害の可能性も考えられるので、とても心配です。

その場合、緊急性を要する可能性があるので、病院とも相談してみたほうがよいですね。

緊急性を要し，トレーシングレポートに落とし込めないケースの対応について考えよう

電話でフォローアップをした後の病院への報告はトレーシングレポートがよいものだと思っていたのですが，今回はどうすべきですか？

緊急性を要さず，次の受診日までに確認してもらえば問題ないような内容の場合はトレーシングレポートでもよいと思います。ただ，それだと対応が遅れてしまうような場合は，病院に電話で詳細を報告したり，患者に直接病院に行ってもらったほうがよいと思います。

そうなんですね。緊急性を要するのはどのような状況ですか？

例えば，今回のRさんのように副作用Grade3以上と考えられる場合で，自宅での治療継続が困難と判断でき，早急な対応が必要な場合はトレーシングレポートではなく，医療機関への受診も含めて早急な対応が必要になると思います。あとは間質性肺炎の初期症状のように，症状が重篤化する可能性があるような症状の場合も，患者の安全性を最優先して迅速な対応をとる必要が出てきます。そのほかに，がんの進行に伴う急な病変が生じた場合やがん性疼痛の悪化に伴って自宅での疼痛管理が難しい場合も，早急に病院で診てもらったほうがよいケースがあります。普段から病院の薬剤師とも密に連絡が取れる体制をとっておいて，トレーシングレポートで報告したほうがよい場合，トレーシングレポートではなく早急に対応したほうがよい場合などを相談しておくとよいでしょう。何かあった際にはすぐに連絡が取れるようにしておくことが重要です。

ありがとうございます。早急に対応ができないと大変な状況もいろいろと想定されるのですね。Rさんの件，病院の薬剤師に相談してみます。

図2 テレフォンフォローアップなどの実施後の連携体制例

テレフォンフォローアップなどの実施後のチェックシートの連携

保険薬局薬剤師より患者から聴取した有害事象などを確認後のチェックシートを病院の連携担当薬剤師にFAXする。

↓

病院の連携担当薬剤師はチェックシートを確認し、迅速な対応が必要な事項がないことを確認し、所定のテンプレートに転記し、Webの掲示板に転記したことを記録する。

↓

医師および外来看護師は事前にテンプレートを確認し、在宅での情報を把握したうえで患者の問診・診察を行う。

重篤な副作用が発現していた場合の連携

保険薬局薬剤師より速やかに病院の担当薬剤師に連絡を取る。
(患者の電話番号を確認のうえ、病院より連絡があることを患者に伝える)

↓

担当医師に一報した後、病院薬剤師から患者宅に電話連絡を取る。症状を確認のうえ、医師と対応を協議する。

文献4)を基に作成

その後の経過についても追えるようにしていこう

その後、Rさんの経過はどうですか?

倦怠感が続いたので、ニボルマブによる甲状腺機能低下を疑ったんです。このまま治療を続くけていくのは困難と考えて、臨時の受診と甲状腺の検査の追加について、病院の薬剤師と相談しました。
S-1の服用も中止し、臨時の受診を実施することになりました。病院の薬剤師から医師に甲状腺の検査の追加もお願いすることになったんです。
検査の結果、甲状腺機能低下が確認でき、レボチロキシンの治療開

始および栄養剤の追加となりました。その後，体力が回復して少しずつ動けるようになったみたいです。

そうだったんですね。早めに症状に気づけてよかったですね。

はい。あのまま自宅で治療を続けていたら本当に大変だったと思うので，すぐに対応できてよかったです。

自宅で抗がん薬の治療を続けていると，さまざまな症状が発現してきます。今回のように病院と薬局で連携をして症状悪化を未然に防げることもあれば，別の医療機関に臨時で受診に至る場合などもあると思います。そういった場合に，どういった対応をとったのか，その後の経過がどう転帰しているのかもしっかり確認ができ，必要な情報を医療機関にフィードバックできる体制が構築されているととてもよいと思います。

引用文献

1) 日本薬剤師会：薬剤使用期間中の患者フォローアップの手引き（第1.2版）
   https://www.nichiyaku.or.jp/assets/uploads/pharmacy-info/followup_1.2.pdf
   （2024年11月19日閲覧）
2) Lancet Oncol, 23: 234-247, 2022.
3) Lancet, 398: 27-40, 2021.
4) 日本保険薬局協会：地域医療連携の手引き（薬局版）ver.3
   https://secure.nippon-pa.org/pdf/npha_renkei202311.pdf（2024年11月19日閲覧）

3章 薬薬連携・医薬連携の実際

がん専門資格を有する薬局薬剤師の思考と対応方法を学ぶ

保険調剤薬局における血液検査値の活用方法

abstract

- 近年，検査値が掲載された処方せんの発行が増えており，保険薬局においても検査値を適切に評価することが求められる。
- 検査値の経時的変化に着目して評価することが有用である。
- 浮腫を推測するにあたり，実際に足の状況を確認するなどのフィジカルアセスメントも重要である。
- 医療機関に情報提供する際，緊急性の有無を判断する必要がある。

症例提示

Case：S さん　60 歳代　男性

既往歴

・高血圧

現病歴

・膵がんと診断され一次治療として mFOLFIRINOX 療法を実施した（10 コース PD）。
・二次治療として GEM ＋ nab-PTX 療法が開始となった。

患者主訴
来局時 3 コース目　day15

「足のむくみがあって，ピリピリする」

検査所見（一部抜粋）

項目	測定値 （3コース目day8）	測定値 （3コース目day15）	施設基準
血清Cr [mg/dL]	0.88	0.84※	0.65–1.07
AST [U/L]	35	30	13–30
ALT [U/L]	40	38	10–42
T-Bil [mg/dL]	0.7	0.5	0.4–1.5
Alb [g/dL]	3.0	2.9	下限3.9
D-dimer [μg/mL]	8.5	12.4	上限1.0

※CCr：82.0 mL/min

処方情報

Rp					
1)	アムロジピン錠2.5mg	1日1回	朝食後	1回1錠	14日分
2)	酸化マグネシウム錠330mg	1日3回	毎食後	1回1錠	14日分

患者主訴と処方情報から注目すべきポイントを押さえよう

新人薬剤師：Sさんから「先生（医師）には話していないのですが、足のむくみがあってビリビリする」と相談されました。やはり抗がん薬の影響でしょうか？

がん専門薬剤師：確かに薬剤性の末梢神経障害に伴うビリビリ感や、膵がんの病態に伴う浮腫の影響もあるかもしれませんね。血液検査値や患者の足の状態は確認しましたか。

いいえ。末梢神経障害はこの治療の代表的な副作用であること、浮腫は抗がん薬治療をしていることから想定される症状だと思いました。

ほかの要因の可能性も検討したうえで判断するとよいですね。まずはどのような浮腫なのか確認しましょう。

> **Check Point**
> ✔ 浮腫が起こる病態について考える。
> ✔ 浮腫の状態を把握し, 状態に応じて適切に対応する。

要因を推測しよう

浮腫が起こる病態にはどのようなものがありますか?

そうですね, 心不全や低アルブミン血症があります。

ほかにも, ネフローゼ症候群, 甲状腺機能低下症, リンパ浮腫, 蜂窩織炎, 静脈血栓症, 薬剤性などが考えられます (表1)[1)]。では, それらをどうやって鑑別したらよいでしょうか?

血液検査の結果を確認することで鑑別できると思います。

確かにそうですね。しかし, すべての検査項目を測定しているわけではなく, 知りたい検査結果が記載されていないかもしれません。Sさんの足の状態は確認してみましたか。左右差があるか, 跡が残るかなどを確認することで, ある程度病態の要因を絞れます (図1)[2)]。

advice 浮腫を伴う病態はたくさんあります。口頭での確認や検査値だけでなく実際に患者の足の状態を確認してみましょう。

表1 浮腫の要因となる疾患

- ネフローゼ症候群
- 甲状腺機能低下症
- リンパ浮腫
- 静脈血栓症
- 低アルブミン血症
- 心不全
- 蜂窩織炎
- 薬剤性 (NSAIDs, プレガバリン, 甘草含有漢方薬など)

文献1) を基に作成

図1 要因特定のプロセス

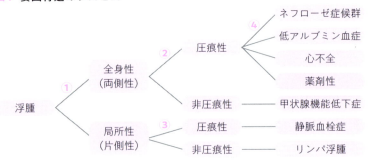

1 左右対称は全身性,非対称は局所性
2 指で数秒間強く押した後に圧痕が残るものが圧痕性,
 残らないものが非圧痕性と判断
3 指で数秒間強く押した後に圧痕が残るものが圧痕性,
 残らないものが非圧痕性と判断
4 各検査項目の確認

文献2)を基に作成

足にむくみがあると伺ったのですが,差し支えなければ足を見せていただいてもよろしいですか?この症状はいつからありますか?

Sさん

先週治療に来たときは大丈夫だったので,この1週間のどこかからですかね。ビリビリする感じは,しびれがずっと続いているので,薬の影響だと思って先生には相談しませんでした。痛みもありません。

そうなんですね(左足だけ腫れていること,靴下の跡もくっきり残っていることを目視で確認)。もう少し詳しく調べたいので,今日の血液検査結果,診療明細書,次回の予約表を見せていただけますか?

薬剤師の視点から症状に対処しよう

アセスメントの結果を踏まえると静脈血栓症かもしれません。膵がんなので，静脈血栓症が起こるリスクは高いです（表2）[3]。

1週間前にもD-dimerを測定した血液検査結果が薬剤服用歴の記録に残っていました。今日の測定値も確認したところ，8.5µg/mLから12.4 µg/mLに上昇しています。

診療明細書から，今日は下肢エコー検査を実施していないようです。予約表も見ましたが，2週間後の受診の際も下肢エコーを実施する予定はなさそうですね。

トレーシングレポートで医師に情報提供すると時間がかかるので，今回は疑義照会を行って医師に対応を直接伺いたいと思いますがどうでしょうか？

そうですね。静脈血栓症はオンコロジー・エマージェンシー（表3）の1つで，血栓が肺に移行して肺塞栓症を起こす可能性があります。次回は2週間後に来院なので，疑義照会を行いましょう。もし受診予定が来週であっても，この場合はトレーシングレポートではなく疑義照会がよいですよ。
疑義照会とトレーシングレポート，どちらで情報提供を行うか検討しましょう。

表2 静脈血栓症発症予測スコア

a

Khoranaスコアの予測因子	スコア
がん関連危険因子	
very high risk：胃がん，膵がん	2
high risk：肺がん，リンパ腫，婦人科がん，膀胱がん，精巣がん	1
血液検査値危険因子	
治療前血小板数 ≧ 350,000/μL	1
治療前血色素 < 10 g/dL またはエリスロポエチン製剤投与	1
治療前白血球数 > 11,000/μL	1
患者関連危険因子	
BMI ≧ 35 kg/m^2	1

文献3）を基に作成

b

Khoranaスコア	2.5カ月間の静脈血栓症発症率
3 ≧	6.7%
1〜2	2.0%
0	0.3%

文献3）を基に作成

表3 オンコロジー・エマージェンシー

- 脊髄圧迫
- 低ナトリウム血症
- 上大静脈症候群
- 静脈血栓症
- 心タンポナーデ
- 腫瘍崩壊症候群
- 高カルシウム血症
- 免疫関連有害事象

多様な病態をもとに病態が急激に変化し，場合によっては重篤な状況に陥ることで緊急に治療が必要になる状況を指す。

対処

Sさん，この症状について気になることがありますので，先生に電話で確認してみますね。

え？ まだ時間がかかるんですか？ 痛みもないですし，先生も忙しいと思うから，次回先生に相談しますよ。

見せていただいた足の状態と検査結果から推測すると，足に血栓ができている可能性があります。今は無症状ですが，次回病院に来られる2週間後までに症状が出てしまったら治療に支障が出ることがあるので，私から先生に確認させてください。

疑義照会

D先生いつもお世話になっております。○○薬局の薬剤師Bです。Sさんが診察のときにお伝えしなかったようなのですが，1週間前から左足だけむくみがあり，ビリビリすると相談されました。靴下の跡が残るような圧痕性であり，D-dimerも上昇傾向のため，静脈血栓症を疑ったのですが，下肢エコーの直近の実施状況が不明のためご連絡いたしました。

医師

左足だけむくみがあるんですか？ 診察のときは言っていなかったですね。下肢エコーは1回も実施していませんね。確かに，D-dimerが上昇していますね。今すぐエコー検査をしたいので，Sさんに病院に戻るよう伝えてもらえますか？

承知しました。伝えておきます。

検査後再来局

Sさん，お帰りなさい。追加で薬が出たのですか？

そうなんです！ 検査したら足に血栓があるからこの薬を飲むように言われました。「早く対応できてよかった」と先生が言っていましたよ。本当にありがとうございます。

アピキサバン錠5mg　1日2回　朝夕食後　1回2錠　7日分
アピキサバン錠5mg　1日2回　朝夕食後　1回1錠　7日分
DVTのため服用開始のコメント…
すぐに用意して，薬の説明をしますね！

がん患者の訴える症状はときに命にかかわるサインの場合もあるため，耳を傾けて観察し，原因を考えましょう。
血液検査値も鑑別のツールとして使えるよう常に記録し，点ではなく推移で評価しましょう。

引用文献

1) 吉岡知哲，ほか監：がん薬物療法副作用管理マニュアル 第2版，医学書院，2021．
2) 日本臨床検査医学会：第1章症候編・一般／浮腫．臨床検査のガイドライン JSLM2005/2006, p.14-19. https://www.jslm.org/books/guideline/05_06/014.pdf（2024年10月4日閲覧）
3) NCCNガイドライン：Cancer-Associated Venous Thrombolic Disease. https://www.nccn.org/professionals/physician_gls/pdf/vte.pdf（2024年10月4日閲覧）

column 1 HBV再活性化とスクリーニングの重要性

はじめに

B型肝炎ウイルス（HBV）は肝臓に感染するウイルスであり，世界中に広く分布している。わが国においてもHBV感染者は一定数存在し，ウイルスを持続的に保有する「キャリア」や，過去に感染して自然に治癒した「既往感染者」が存在している。特にがん患者においては，化学療法や免疫抑制療法の影響でHBVが再活性化するリスクが高まるため，このリスクを理解し，適切なスクリーニングと管理を行うことが不可欠である。

HBV再活性化とは

HBV再活性化とは，かつて免疫によって制御されていたHBVが，免疫抑制や化学療法の影響で再び増殖し，肝炎を引き起こす現象を指す。HBV再活性化は，キャリアからの再活性化と既往感染者（HBs抗原陰性，かつHBc抗体またはHBs抗体陽性）からの再活性化に分類される[1]。既往感染者からの再活性化による肝炎は，「de novo B型肝炎」と称される（図1）。特に既往感染者からの再活性化の場合，がん治療においては，免疫抑制状態が長期間続くことが多く，再活性化のリスクが高まる。HBV再活性化の結果，劇症肝炎に至ることもあり，患者の予後に重大な影響を及ぼすことがある。また，肝炎の発症によりがん治療の中断を余儀なくされることがあり，治療の効果を著しく減少させる可能性がある。

図1 de novo B型肝炎

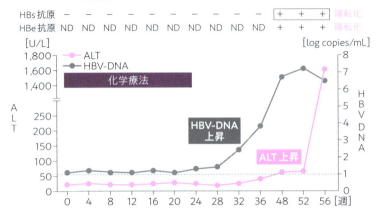

化学療法開始後，HBV-DNAが上昇し，その後にALTの上昇が認められ，肝炎を発症する。

文献2）を基に作成

H BV再活性化のメカニズム

HBV再活性化のメカニズムとしては，以下の要因が挙げられる。

①免疫抑制：化学療法や免疫抑制療法によって免疫系の働きが低下し，HBVが再び活性化する。

②免疫チェックポイント阻害薬：免疫チェックポイント阻害薬は，免疫反応を活性化する作用があるが，その反動でウイルスの再活性化を引き起こすことがある。

③ステロイドの使用：ステロイドは免疫抑制作用をもち，特に長期間使用されると，HBV再活性化のリスクが高まる。

臨床における薬剤師の役割

薬剤師は，HBV再活性化の予防と管理において重要な役割を果たす。まず，患者のHBVマーカー検査の結果を確認し，再活性化リスクを評価

することが求められる。また，再活性化リスクのある患者には，適切な予防投薬やモニタリングが行われているかを確認し，必要に応じて医師に提言を行うことも重要である。さらに，患者に対して再活性化リスクや予防策について説明し，理解を促すことも薬剤師の重要な役割である。患者が自身の状態を正しく理解し，定期的なモニタリングや治療の重要性を認識することで，HBV再活性化によるリスクを減らすことができる。

臨床現場でのスクリーニング実践

　実際の臨床現場では，以下のような手順でHBVスクリーニングと管理を行うことが望ましい。

①初診時のスクリーニング：がん治療を開始する前に，必ずHBVマーカー（HBs抗原，HBc抗体，HBs抗体）の検査を行う。これにより，再活性化リスクのある患者を特定する。

②予防投薬の開始：HBs抗原陽性のキャリアに対しては，化学療法や免疫抑制療法を開始する前に核酸アナログの予防投薬（エンテカビル，テノホビル，ベムリディ）を行い，HBVの再活性化を防ぐ。

③定期的なモニタリング：既往感染者や予防投薬を行っている患者には，定期的にHBV-DNAの測定を行い，再活性化の兆候を早期に発見する。特に，治療期間中および治療終了後1年間は厳重なモニタリングが必要である。

④患者教育の実施：患者に対して，HBV再活性化のリスクと予防策について十分な説明を行い，治療やモニタリングの重要性を理解してもらう。患者自身がモニタリングの重要性を認識し，積極的に治療に参加することで，再活性化リスクを低減できる。

ス クリーニングの重要性に対するさらなる理解

B型肝炎の再活性化とそのスクリーニングの重要性を理解することは，臨床現場で薬剤師としての役割を果たすうえで不可欠である。再活性化リスクを見逃さず，適切な対策を講じることで，患者の安全を確保し，最適な治療に貢献することができる。

ス クリーニングにおける最新ガイドラインの活用

B型肝炎の再活性化を防ぐためには，最新のガイドラインに則った対応が必要となる。日本肝臓学会[1]やその他の関連ガイドライン[3,4]には，HBV再活性化のリスク評価と予防策について詳細に記載されている。これらのガイドラインを適切に理解し，臨床現場でのスクリーニングに活用することが，再活性化防止において重要である。

薬剤師は，これらのガイドラインを基に，患者の治療計画においてHBV再活性化のリスクを適切に評価し，必要な対策を提案する責任がある。特に，新たな治療法や薬剤が登場するたびに，ガイドラインの内容が更新されるため，常に最新の情報を収集し，適用することが求められる。

引用文献

1) 日本肝臓学会 編：B型肝炎治療ガイドライン（第4版）2022年.
https://www.jsh.or.jp/lib/files/medical/guidelines/jsh_guidlines/B_v4.pdf（2024年9月25日閲覧）

2) 臨床雑誌外科. 85(10):1078-1087. 2023.
3) Hepatol Int.15 (5)：1031-1048. 2021.
4) J Hepatol. 77 (6)：1670-1689. 2022.

column 2 CINVに対するステロイドスペアリングの位置づけ

化学療法誘発性悪心・嘔吐に対する制吐療法

日本癌治療学会の「制吐薬適正使用ガイドライン2023年10月改訂第3版」[1] において，化学療法誘発性悪心・嘔吐 (CINV) に対する予防的制吐療法が示されている。制吐療法は使用する抗がん薬，レジメンの催吐性によって規定される。催吐割合は制吐薬の予防投与がない状態で抗がん薬投与後24時間以内に発現する割合で，4段階にリスク分類される〔高度 (>90%)，中等度 (30-90%)，軽度 (10-30%)，最小度 (<10%)〕。

高度催吐性リスクに対する制吐療法は4剤併用 (NK_1受容体拮抗薬 + $5-HT_3$受容体拮抗薬 + デキサメタゾン + オランザピン) が推奨される (オランザピンは糖尿病患者に対しては使用不可)。中等度催吐性リスクに対する制吐療法は2剤もしくは3剤併用 ($5-HT_3$受容体拮抗薬 + デキサメタゾン ± NK_1受容体拮抗薬) が推奨される[1]。ステロイドはCINVに対して制吐目的に使用される。しかし，ステロイドを用いる副作用として骨量低下のリスク上昇[2] や糖尿病発症リスク上昇[3] が報告されている。ステロイドスペアリングとは，ステロイドの副作用として考えられる血糖上昇，不眠，消化性潰瘍，骨量低下などを低減する目的で化学療法2日目以降の内服デキサメタゾンを省略する方法である (表1, 2)。

表1 高度催吐リスクにおけるステロイドスペアリングの一例

	day1	day2	day3	day4	day5
経口NK$_1$受容体拮抗薬	125 mg	80 mg	80 mg		
または静注NK$_1$受容体拮抗薬	●				
5-HT$_3$受容体拮抗薬（パロノセトロン）	●				
デキサメタゾン	9.9 mg	~~8 mg~~	~~8 mg~~	~~8 mg~~	
オランザピン	5 mg	5 mg	5 mg	5 mg	

表2 中等度催吐リスクにおけるステロイドスペアリングの一例

	day1	day2	day3	day4	day5
5-HT$_3$受容体拮抗薬（パロノセトロンの場合）	●				
デキサメタゾン	9.9 mg	~~8 mg~~	~~8 mg~~		
カルボプラチン（AUC＞4）など投与時					
経口NK$_1$受容体拮抗薬	125 mg	80 mg	80 mg		
または静注NK$_1$受容体拮抗薬	●				
5-HT$_3$受容体拮抗薬（パロノセトロン）	●				
デキサメタゾン	4.95 mg	~~4 mg~~	~~4 mg~~		

ステロイドスペアリングのエビデンス

　高度催吐性リスクにおけるステロイドスペアリングは，パロノセトロン併用下のドキソルビシン＋シクロホスファミド（AC療法）の場合，デキサメタゾンの投与期間を1日目のみに短縮可能である。AC療法以外でのエビデンスは確立されていない。AC療法とシスプラチンを含むレジメンを対象とした多施設共同二重盲検ランダム化第Ⅲ相比較試験[4]では，NK$_1$受容体拮抗薬およびパロノセトロン併用下で，デキサメタゾンを1日間投与群と3日間投与群に分けて比較した。全体としては非劣性が証明されたが，シスプラチンを含むレジメンの遅発期におけるCR率（嘔吐なし，レス

キュー薬なし）については，デキサメタゾン1日間投与群は3日間投与群に対して非劣性を認めなかった。シスプラチンの遅発性悪心・嘔吐が制御できない理由として，シスプラチンの悪心・嘔吐のピークはAC療法と異なることも一因として挙げられる[5]。NK$_1$受容体拮抗薬をアプレピタントから半減期の長いホスネツピタントに変更することで，シスプラチンを含むレジメンでもステロイドスペアリングが可能であったという報告がある[6]。

中等度催吐性リスクにおけるステロイドスペアリングは，パロノセトロン併用下においては，デキサメタゾンの投与期間を1日のみに短縮することが推奨される。中等度催吐性リスク抗がん薬を対象とした臨床試験[7,8]ではパロノセトロン併用下でデキサメタゾン3日投与群に対して1日投与群の非劣性が示されている。

ステロイドスペアリングを行う場合，5-HT$_3$受容体拮抗薬は半減期の長いパロノセトロン併用が必須条件となるが，中等度催吐性レジメン，高度催吐性レジメン（AC療法）においてステロイドスペアリングは治療オプションの1つとして挙げられる。一方でシスプラチンを含む治療では適応を慎重に考慮する必要がある。

引用文献

1) 日本癌治療学会：制吐薬適正使用ガイドライン2023年10月改訂 第3版, 金原出版, 2023
2) Oncologist. 22: 592-600, 2017.
3) Ann Palliat Med. 4(2): 70-77, 2015.
4) J Clin Oncol. 36: 1000-1006, 2018.
5) Int J Clin Oncol. 20(5): 855-865, 2015.
6) Oncologist, 26(10): e1854-e1861, 2021
7) Ann Oncol, 21: 1083-1088, 2010.
8) Oncologist, 24(12): 1593-1600, 2019.

column

3 ストーマ造設の意義と 下痢時の評価方法

ストーマ造設の意義

▶ストーマとは

ストーマ（人工肛門）とは，手術によって造設された消化管や尿路の排泄口のことを指す。わかりやすくいうと，便や尿を排泄するために腹部の表面につくる新しい出口のことである。ストーマは腸や尿管を用いて造設されるが，これらには痛みを感じる神経が備わっていないため，ストーマに触れても痛みを生じることはない。また，消化器ストーマでは便を出す働きのみしか備わっていないため，便を我慢したり自分の意思で便を出すことはできない[1]。

▶回腸ストーマと結腸ストーマ

回腸ストーマはイレオストミーともよばれる。回腸ストーマを介した排泄は，大腸での水分吸収の前に排泄される。そのため排泄物は水様から泥状で排泄量も多いとされている。また，水分や電解質の吸収が妨げられるため，脱水や電解質異常に注意が必要となる。

一方，結腸ストーマはコロストミーともよばれ，排泄物は固形から軟便であり，排泄量は少ないとされている。結腸ストーマを介した排泄物には嫌気性菌を多く含むため，排泄処理の際は感染対策を講じる必要がある[2]。

▶ストーマ造設の目的

ストーマ造設の目的は，次の2つに分けられる。

図1 消化器ストーマの分類と造設位置

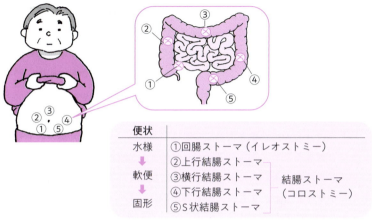

文献3) を参考として作成

① 肛門からの排泄が困難な場合：直腸がんや潰瘍性大腸炎，家族性大腸腺腫症など
② 肛門から排泄させたくない場合：婦人科がん，腹膜炎，放射線性腸炎による狭窄など

いずれも早期発見でストーマ造設を回避できる場合があるため，定期検診の推奨や食生活の指導などは非常に重要である[3]。

下痢時の評価方法

▶ストーマ造設後の排便

ストーマ造設後の排便は，食事内容や運動習慣の有無，薬剤の影響などによって変化する。ストーマの種類によっても便状は異なるため，排便状況を適切に評価し対応する必要がある。

▶下痢の評価と実臨床におけるストーマ患者の下痢時の対応

　回腸ストーマと結腸ストーマはストーマ造設位置が異なり（図1），便状にも違いが生じる。そのため，下痢を適切に評価することは重要である。評価する際は，CTCAE v5.0のGrade分類を用いて，排液量の増加の程度を評価する（表1）。その際，ベースラインを基準にして評価するため，患者面談時にストーマからの普段の排液量や排液回数，便状などを確認することが重要となる[4]。

　ストーマからの排液量が増加した際は脱水による循環血流量の低下を生じることがあるため，細胞外液補充を目的として乳酸リンゲル液や酢酸リンゲル液を用いた補正を検討する（図2）。加えて，患者所見や電解質の異常がないか確認する。また，入院管理の際は，あらかじめ医師が指示対応を入力しているケースもある（表2）。ストーマ排液量の許容量はイレウスの既往有無や治療方針など患者個々によって異なるため，医師の指示を確認したうえでの対応となる。その他，一般的な下痢での薬物治療と同様に，ロペラミドやタンニン酸アルブミン，ブチルスコポラミン，オクトレオチドなどが使用され，酪酸菌配合剤やビフィズス菌製剤などの活性生菌製剤が併用されることも多い。

表1　ストーマにおける下痢の重症度評価（CTCAE v5.0）

Grade1	ベースラインと比べて人工肛門からの排液量が軽度に増加
Grade2	ベースラインと比べて人工肛門からの排泄量の中等度増加；身の回り以外の日常生活動作の制限
Grade3	ベースラインと比べて人工肛門からの排泄量の高度増加；身の回りの日常生活動作の制限
Grade4	生命を脅かす；緊急処置を要する

※Grade5（死亡）は割愛　；は「または」を示す　　　　　　　　文献5）を基に作成

図2 ストーマからの排液量増加時の対応フロー

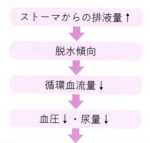

表2 ストーマからの排液量増加時の病棟指示の一例

24時間毎のストーマ排液量の測定値	対応
0 ～ 1,000 mL	経過観察
1,001 ～ 1,500 mL	ラクテック®500 mL 1本（100 mL/hr）
1,501 ～ 2,000 mL	ラクテック®500 mL 2本（125 mL/hr）
2,001 ～ 2,500 mL	ラクテック®500 mL 3本（200 mL/hr）

＊上記対応を次の測定までに負荷。排液量が上記を超えるときは担当医/当直医に相談。

▶ 抗がん薬投与時の下痢

がん化学療法施行中の下痢は排泄物処理の際の曝露に注意が必要である。抗がん薬は一般的に48時間以内に尿中や糞便中に排泄されることが知られている[6]。他者への曝露を防ぐためにも、ストーマからの排泄物は患者本人が処理することが望ましい。排泄物処理の際は直接手で触れないよう患者に指導することも大切である。

▶ 排泄物付着に伴う皮膚障害

特に回腸ストーマではアルカリ性の便や消化酵素を多く含む。そのため、排泄物によりストーマ周囲にかぶれなどの皮膚障害を伴うおそれがある。薬剤師は患者面談の際、ストーマ周囲の皮膚障害の有無を確認し、自覚症

状や炎症所見などを医師や看護師と情報共有して対応する。そのうえで，皮膚保護剤を用いた対応などを提案・検討する。加えて，ストーマ周囲を清潔に保つことが重要で，便や消化液が皮膚に付着した際は速やかに処理するように指導する。また発汗も皮膚障害の原因となるので，こまめに拭くように指導する。

引用文献

1) 松浦信子，ほか：快適！ストーマ生活 日常のお手入れから旅行まで，p.4-6，医学書院，2019.

2) 公益社団法人日本オストミー協会：ストーマ種類別の特徴. https://joa-net.org/howto/type/ (2024年10月29日閲覧)

3) 武藤　学，ほか：病気がみえる vol.1 第6版，p.458-469，メディックメディア，2023.

4) 山口正和 監：がん研有明病院薬剤部が作ったがん薬物療法ABCハンドブック，p.196-201，文光堂，2024.

5) 日本臨床腫瘍研究グループ：有害事象共通用語基準 v5.0 日本語訳 JCOG版，「下痢」. https://jcog.jp/assets/CTCAEv5J_20220901_v25_1.pdf (2024年9月29日閲覧)

6) 国立研究開発法人国立がん研究センター中央病院：ストーマ（人工肛門・人工膀胱）を設けた人のセルフケア. https://www.ncc.go.jp/jp/ncch/division/nursing/power/010/050/index.html (2024年10月29日閲覧)

保険薬局の薬剤師が目指すがん患者に対する役割の将来像

　がん薬物療法は，分子標的薬や免疫チェックポイント阻害薬の登場，支持療法の発達などを背景に外来での治療が主流となっている。近年，がんの入院患者数は減少傾向であるが，外来患者数は増えている（図1）。そのため，薬局薬剤師にとって，レジメンや支持療法薬に関する知識を身につけることは重要となっている。

図1　悪性新生物（がん）の入院患者・外来患者数の推移

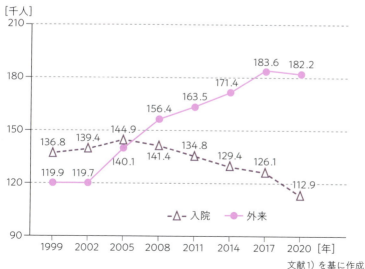

文献1)を基に作成

外来でがん薬物療法を受ける患者の生活の質（QOL）は入院で治療を受ける患者よりも高いが，医療管理へのアクセスは低下する。このため，外来の患者では抗がん薬治療に関連する有害事象の転帰が悪化するリスクがある。

保険薬局が目指す将来像

がん患者の予後が良好となるなかで，日常生活とがん治療の両立は必要不可欠となる。外来で仕事を続けながら抗がん薬治療を受けられる環境を整備することが極めて重要である。入院治療では，仕事を休まなければならず退職を余儀なくされるケースもあり，QOLを上げるためにも薬剤師の果たす役割は大きい。

病院との連携において，薬局が発揮できる強みはがん患者への服薬フォローアップである。服用期間中のがん患者の服薬状況や副作用の発現状況などについて，薬学的な観点で確認し，病院に情報提供することは，薬局独自の取り組みである。がん患者への質の高い医療提供の評価として特定薬剤管理指導加算2が2020年4月から新設され，高度な薬学管理や専門性が求められる専門医療機関連携薬局の認定制度が2021年8月から開始された。がん患者が安心して治療を受けられる環境を整える役割が薬局に求められていると制度の面からも窺うことができる。

がん治療にかかわる薬剤師の重要性

抗がん薬は一般の薬剤とは異なり，治療効果を発揮する用量でも有害事象が発現するため，抗がん薬の効果を保ちながら適切な支持療法で十分な副作用対策を行い，毒性の軽減を図る必要がある。その結果，予定通りの治療を完遂できるかが重要なポイントである（図2）。経口抗がん薬による安全かつ有効な治療において，患者自身が自宅で指示された量を指示された期間に内服することが求められる。

薬剤師の介入前後におけるQOLの変化を調べた研究では，薬剤師の介入により，吐き気・嘔吐，末梢神経障害，疼痛の項目においてQOL評価尺度が介入前と比較して有意に向上した（図3）。また，吐き気・嘔吐，皮膚障害，疼痛，口腔粘膜炎，下痢などの副作用が介入前と比較して減少傾向であったとの報告がある[2]。

図2　一般の薬剤と抗がん薬の安全域の違い

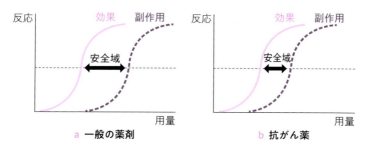

a　一般の薬剤　　　　　　　　　b　抗がん薬

図3　副作用症状別のQOL評価尺度（EQ-5D-5L）

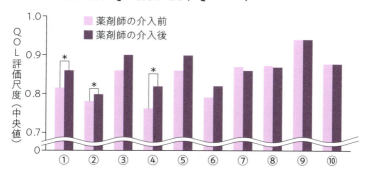

①吐き気・嘔吐（n=50），②末梢神経障害（n=36），③皮膚障害（n=31），④疼痛（n=29），⑤口腔粘膜炎（n=25），⑥下痢（n=15），⑦味覚障害（n=12），⑧倦怠感（n=6），⑨手足の浮腫（n=4），⑩便秘（n=2）

薬剤師の介入によって，①吐き気・嘔吐，②末梢神経障害，④疼痛の項目においてQOL評価尺度が介入前と比較して有意に向上した。また，①吐き気・嘔吐，③皮膚障害，④疼痛，⑤口腔粘膜炎，⑥下痢などの副作用が介入前と比較して減少傾向を認めた（図非表示）。

文献2）を基に作成

薬剤師の介入事例

▶服薬アドヒアランスが与える治療効果への影響

慢性骨髄性白血病に対する経口抗がん薬のイマチニブによる治療において，服薬アドヒアランスが90％より高い患者では分子遺伝学的寛解の達成率は93.7％であるが，90％以下の患者では13.9％まで低下するという報告がある。そのため，薬剤師が疾患・治療・服薬の必要性について説明することが治療効果の向上につながる[3]。

▶経口抗がん薬と他剤との相互作用

パゾパニブとエソメプラゾール40mgの併用により，パゾパニブのCmaxとAUCは，それぞれ42％，40％減少する[4]。例えば，他院からロキソプロフェンの胃腸障害に対してエソメプラゾールが処方されている場合には，他院への疑義照会を実施し，レバミピドへの変更を提案する。さまざまな医療機関から処方を受けつける薬局の特徴を活かした介入である。

▶レジメンを踏まえた服薬指導

例えば，CapeOX療法（カペシタビン＋オキサリプラチン）の場合，薬局ではカペシタビンを調剤する。この場合，薬局でカペシタビンの副作用（手足症候群など）だけを伝えても不十分である。オキサリプラチンの副作用（吐き気や末梢神経障害など）も併せて伝えることで，その兆候が出たときに適切な対応ができるようになり，服薬継続率の向上につながる。

引用文献

1) 厚生労働省：令和2年患者調査（確定数）の概況. https://www.mhlw.go.jp/toukei/saikin/hw/kanja/20/dl/kanjya.pdf（2024年10月2日閲覧）

2) J Pharm Health Care Sci, 8：8, 2022.

3) J Clin Oncol, 28：2381-2388, 2010.

4) ノバルティスファーマ：ヴォトリエント®. インタビューフォーム［2024年2月改訂］

column 5 がん治療情報の集め方

がん薬物療法の情報源

　がん薬物療法においては,「殺細胞性抗がん薬」に加えて,「分子標的薬」「免疫チェックポイント阻害薬」およびこれらの多剤併用による治療効果が臨床試験によって次々と明らかになっている。また,治療時期も周術期（術前・術後),放射線併用といったように,多くのがん種において治療方法や治療レジメンが複雑化かつ多様化している。本項では,医療従事者ががん薬物療法の情報収集に利活用できる情報を紹介する。

▶がん情報サービス[1]

　がん統計,がんの基礎知識,治療や生活に必要な情報,治療可能施設の検索など,がん治療に関する幅広い情報を得ることができる。主に患者向けの情報源ではあるが,患者が都合のよい情報に流されてしまわないよう,正しい情報の見方を伝えておくべきサイトの1つである。

▶日本癌治療学会がん診療ガイドライン[2]

　各学会が医療従事者向けに作成した診療に関するガイドラインの1つである。がん種ごとに作成され,国内で標準治療とされているがん薬物療法に関する情報も掲載されている。自身が対応する患者で多いがん種に関しては1冊所持しておくことを推奨するが,出版された時点ですでに最新の治療法が更新されている場合も少なくない。購入時は,刊行された年度をよく確認する必要がある。

▶ NEJM 日本国内版

　世界で最も権威ある医学論文の日本語要約を閲覧することが可能である（無料）。分野別一覧でがん以外の疾患に関しても検索することができる。NEJMに掲載された臨床試験は今後の標準治療を大きく変えるほどの影響があるため，定期的に最新の論文に目を通しておくことを推奨する。

▶ 病院ホームページに掲載されているレジメン一覧

　がん薬物療法は支持療法の向上や医療の質の向上により入院治療から外来治療に移行しつつある。そのため，がん研究会有明病院（当院）では保険薬局を対象に，院内登録されたレジメン情報を病院のホームページで公開している。レジメンには，抗がん薬の投与量，投与日数だけでなく，悪心・嘔吐予防の制吐薬やインフュージョンリアクション予防薬のほかに，点滴投与時間や総コース数も掲載している。本項では，当院のレジメンの1つを紹介する[4]。

当院のレジメン
「B細胞リンパ腫
（#2以降）
Pola-R-CHP」
アクセスはこちら

▶ ABCセミナー（Ariake Basic in Cancer seminar）

　当院薬剤部主催のWebセミナーである。がん薬物療法の均てん化を目的として，2023年4月から月1回開催している。講義内容は各がん種のがん薬物療法のほかに，検査値の見方，副作用評価，抗がん薬の曝露対策など現場で活用できる内容を取り扱っている。申し込み方法は，当院薬剤部のWebサイト[5]を確認していただきたい。講義内容をコンパクトにまとめた書籍も刊行されている[6]。

治療情報活用の具体例

▶ 初めて抗がん薬治療を患者に説明する場面（保険薬局・病院共通）

　多くの抗がん薬ではメーカー提供の治療冊子を用いて患者に説明を行っている。治療目的，治療スケジュール，副作用の発症時期やその症状がイラストつきで掲載されているためわかりやすい。点滴を含む抗がん薬治療

の場合，抗がん薬だけでなく，制吐薬や腎機能障害予防の細胞外液，およびこれらの投与順，内服抗がん薬の開始時期が記載されたスケジュール表を作成し，患者に配布することで，投与時や配薬時の誤薬を防止している。抗がん薬の副作用対策は添付文書やインタビューフォームのみでは対応できない場合がある。そのため，多くの場合は適正使用ガイドを参考とし，休薬の判断や支持療法の提案が行われている。また，メーカー作成の治療日記には症状を記載する項目があり，治療薬の副作用聴取に活用できるため，患者には日記の記載と通院日に日記の持参を行うよう指導することで，治療の質の向上につなげられる。

▶ **新規レジメン申請の場合（病院）**

前述したように，抗がん薬治療は多様化，複雑化しているため，当院ではがん種ごとにレジメン登録を行っている。

レジメン申請時は，根拠となった文献，抗がん薬の添付文書，点滴スケジュール（注射薬を含む場合）を作成のうえ，レジメン申請書には，「1サイクル期間」「減量・中止基準」「総コース数（特に周術期治療）」「支持療法薬の有無」「主な副作用とその対策」を明記して申請を行う。当院では注射・内服抗がん薬の処方鑑査時は図1のレジメン登録票を確認する運用を実施しており，レジメン選択間違いや用法用量間違いを防止している。レジメンは新しい制吐薬の登場やエビデンスの構築，院内の医療安全上の業務整備などにより定期的に更新していくことが望ましい。

図1 がん研有明病院のレジメン登録票（大腸がん XELOX）

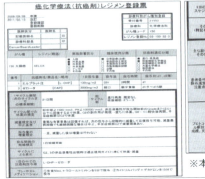

※本紙はA4版 表・裏 1枚サイズ

引用文献

1) 国立がん研究センター：がん情報サービス．https://ganjoho.jp/public/index.html（2024年10月6日閲覧）
2) 日本癌治療学会：がん診療ガイドライン．http://www.jsco-cpg.jp/（2024年10月6日閲覧）
3) 南江堂：NEJM 日本国内版．https://www.nejm.jp/（2024年10月6日閲覧）
4) がん研究会有明病院：がん化学療法レジメン B細胞リンパ腫（#2以降）Pola-R-CHP．https://www.jfcr.or.jp/hospital/department/medicine/regimen/（%232以降）Pola-R-CHP（22222）.pdf（2024年10月6日閲覧）
5) がん研究会有明病院：薬剤部紹介 https://www.jfcr.or.jp/hospital/department/medicine/（2024年10月6日閲覧）
6) 山口正和 監：がん研有明病院薬剤部が作ったがん薬物療法ABCハンドブック，文光堂，2024．

column

腫瘍内科医が病院薬剤師・薬局薬剤師に期待すること

はじめに

腫瘍内科医が日々の診療において重視していることは，1人ひとりの患者に合った最良の医療を提供することである。がん診療は年々，複雑化の一途を辿っており，そのなかで病院薬剤師や薬局薬剤師が果たす役割は非常に大きい。筆者をはじめとする腫瘍内科医は特に次の役割において薬剤師に大きな期待を寄せている。

▶正確かつ最新の薬剤情報の提供

がん診療は急速に進歩しており，新しい薬剤や治療法が次々と登場している。免疫チェックポイント阻害薬，新規の分子標的薬や抗体薬物複合体など，さまざまな薬剤が各がん種で標準的に使用可能となっている。薬剤師には，これらの最新情報を常に把握し，医師に対して適切な薬剤や用量の提案を行うことを期待している。併用禁忌，併用注意や副作用リスクに関する情報を医師と薬剤師が共有し，治療中の安全性を高めることが重要となる。特に高齢者は多くの薬剤を内服している場合があり，薬剤相互作用の管理も重要であると考える。

▶副作用マネジメント

抗がん薬や分子標的薬，免疫チェックポイント阻害薬，抗体薬物複合体など，これらの薬剤にはさまざまな副作用があり，そのマネジメントは治療の安全性および生活の質を向上させることにつながる。薬剤師はがん薬

物療法や支持療法の薬剤特性を把握し，治療開始前に予測される副作用について医師や看護師と協力し，予防策を講じることが期待される。例として，悪心・嘔吐の予防のために適切な制吐薬を事前に処方することが挙げられる。また，治療経過中に患者の治療状況をモニタリングすることによる副作用の適切な評価が求められる。医師による外来診察の前に薬剤師外来を受診し，前回の投与から当日までの副作用の状態や支持療法の使用状況などを確認し，当日に必要な処方を薬剤師から提案してもらうことで，質の高いスムーズな副作用管理が可能となる。制吐薬などの支持療法や皮膚障害に対する外用薬の選択，患者の状態に合わせた抗がん薬の用量調整・投与方法を検討することも重要である。薬剤によっては，薬物血中濃度のモニタリングにより重篤な副作用の発症を防ぐことができる。

▶服薬指導やアドヒアランスの向上

　例えば，乳がんの術後に投与する内分泌療法は，5年間あるいは10年間という長期間の内服が必要となる。がんが手術で取り切れた後の状態で，長期間にわたり薬剤を内服していくことは容易ではない。また，副作用のコントロールが難しい場合や，薬剤の内服方法を正確に理解できないなど正しい服薬が難しい場合は少なくない。患者の疑問や不安に対応し，理解度を確認しつつ，服薬の重要性や副作用への対処法を丁寧に説明することによって，アドヒアランスの向上および治療効果の維持，予後の改善が期待される。

▶多職種連携の促進

　多職種からなるオンコロジーチームの一員として関係する各職種とも連携し，患者に最適な医療を提供するための調整役としても機能することが期待されている。特に，がん薬物療法や支持療法の調整が必要な場合だけでなく，治療方針の変更が必要な場合なども，薬剤師が迅速かつ的確に関与することは非常に重要であると考える。

▶がん診療の発展に寄与する研究への従事

　薬剤の専門家としての知識と経験を活かし、研究に従事することも重要である。薬物の薬理学的特性、薬物相互作用、患者の個別要因（年齢、体重、腎機能など）の影響について高い専門性をもっているため、薬物投与法、投与量、投与スケジュールの最適化に関する研究が可能であると考える。また、抗がん薬に関連する副作用の管理や予防に関する研究（例えば、制吐薬の有効性に関する研究、皮膚障害や骨髄抑制に対する支持療法の研究など）も非常に重要なテーマである。特に制吐薬研究の領域で、わが国の薬剤師がもつインパクトは世界的にも大きいと理解している。

さいごに

　本項で述べたように、薬剤師に期待される役割は多岐に渡る。がん薬物療法自体が効果と副作用のバランスが難しいうえに、がん患者の身体的な状態や治療に対する価値観もそれぞれ異なるため、非常に高度で難しい医療が求められていると筆者は考えている。そのなかで、薬剤師ががん診療の現場において期待される役割はとても大きい。多職種連携に基づく、より安全で個々の患者に合わせたがん診療の実施のために、薬剤師にリーダーシップを存分に発揮していただきたいと考えている。

索引

あ

アザチオプリン 171
アジルサルタン 124, 136
アスピリン 119
アズレンスルホン酸
　ナトリウム水和物 67
アセトアミノフェン 157, 163, 194
アテゾリズマブ 157, 166
アトバコン 208
アドヒアランス 254, 264, 294, 300
　——の確認事項 255
　——の確認方法 255
アナモレリン 119
アピキサバン 219
アプレピタント 29, 285
アミノグリコシド系
　抗菌薬 245
アムロジピン 124, 136, 163
アントラサイクリン系
　薬剤 64, 150
　——の上限量と換算 151

い・う

痛みの評価指標 10
イピリムマブ 166
イミペネム 247
イリノテカン 43, 53
　——による下痢 50
　——の代謝機序 51

イレウス 53, 288
イレオストミー 286
インフューザーポンプ 223
インフュージョン
　リアクション 16
インフリキシマブ 171
ウルソデオキシ
　コール酸 171

え

エキセメスタン 56
エドキサバン 219
エトドラク 193
エトポシド 157, 193
エピルビシン 142
エベロリムス 56, 64
エルプラット® 77
エルロチニブ 98
エンテカビル 281

お

オープンクエスチョン 2, 264
オキサリプラチン 24, 77, 115
オキシコドン 33, 35
オクトレオチド 52, 288
オシメルチニブ 88, 98, 199
　——による間質性肺炎
　のリスク 209
悪心・嘔吐 18, 182
　——に対する主な
　治療薬 21
　——の客観的評価 27

　——の原因 27
　——のメカニズム 23
　——のCINVのほかの
　原因が推測される
　ケースと対処法 34
オピオイド鎮痛薬 67
オランザピン 25, 29, 38, 283
オンコロジー・エマー
　ジェンシー 203, 276

か

咳嗽 199
　——の原因となりうる
　薬剤や疾患 200
回腸ストーマ 286
下肢静脈血栓症 112, 114
カペシタビン 50, 73, 81
カルボプラチン 26, 157, 192
肝機能 12
肝機能検査値異常時の
　鑑別 160
間質性肺炎 197, 205, 268
　——の分類 206
患者フォローアップ 252
　——を行ううえでの
　薬剤師の実践サ
　イクル 265
肝障害 156
　——の原因となりうる
　抗がん薬 168

——の検査・鑑別診断
の手順 ……… 159
——の支持療法薬 …169
がん情報サービス ……295
乾癬 ………………… 74
がんの入院患者・外来
患者数の推移 …… 291

き

疑義照会 …………… 277
起坐呼吸 …………… 184
客観的指標 …………… 8
急性骨髄性白血病
………………140, 245
急性腎障害 ………… 178
急性腎不全 ………… 179
強力ネオミノファー
ゲンシー® ……… 171
ギラン・バレー症候群
………………… 114

く

グラム陰性菌 ……… 242
グラム陽性菌 ……… 242
グリチルリチン・グリ
シン・システイン配
合薬 …………… 171
クローズドクエス
チョン ……… 2, 264

け

ケイ酸アルミニウム …52
血液検査 …………… 11
血管新生阻害薬 …… 218
血管内皮増殖因子 …131
血色素量 …………… 11
血小板 ……………… 11
血栓 ………………… 212

結腸ストーマ ……… 286
下痢 …………… 41, 182
——に対する主な治
療薬 ……………… 51
——の客観的評価 …48
——の薬剤のほかの
原因が推測され
る主なケースと
対処法 ………… 47
——の要因となりうる
薬剤や疾患 …… 44
検査値 ……………… 271
倦怠感 ……………… 159

こ

降圧薬の積極的適応 …135
抗凝固薬 ……… 219, 221
抗凝固療法の選択肢 …221
口腔粘膜炎 …………… 56
高血圧 ……………… 123
——の副作用のリス
クが高い薬剤
………………… 133
——の要因となりう
る薬剤や疾患
………………… 126
——フォローアップ
チャート ……… 137
甲状腺機能障害 …… 267
口内炎 ……………… 57
——で鑑別が必要な
原因 …………… 59
——に使用する支持
療法薬 ………… 67
——の患者側リスク
因子 …………… 64
——を生じやすい
抗がん薬 ……… 65

抗EGFR抗体薬 …… 98
抗MRSA薬 ……… 242
抗PD-1抗体 ……… 166
抗TNF-α抗体 …… 171
呼吸苦 ……………… 199
——の原因となりう
る薬剤や疾患 …200
牛車腎気丸 ………… 116
骨髄異形成症候群 …245
骨髄抑制 ……… 11, 235
コロストミー ……… 286

さ

催吐性リスク ……… 20
——ごとの制吐療法
………………… 21
催吐性リスク分類 …22
左室機能障害の発現
頻度 …………… 145
殺細胞性抗がん薬
………………15, 167

し

軸索障害 …………… 116
シクロオキシゲナーゼ
………………… 189
シクロホスファミド …284
シスプラチン
……… 50, 64, 132, 178,
188, 284
シタラビン ………… 140
しびれ ……………… 108
——の要因となりう
る薬剤や疾患 …109
腫脹 ………………… 215
掌蹠膿疱症 …………… 74
静脈血栓症 ………… 275

303

静脈血栓症発生予測
　スコア 276
腎機能 13
神経細胞体障害 116
腎障害 176
　——の原因となりう
　　る抗がん薬や
　　疾患 181
　——のほかの原因が
　　推測されるケー
　　スと対処法 186
心毒性 140
深部静脈血栓症 184
心不全 199

す

推定糸球体濾過量 13
ステロイド 83, 280
ステロイドスペア
　リング 283
ストーマ 286
　——からの排液量増
　　加時の対応
　　フロー 289
　——からの排液量増
　　加時の病棟指示
　　の一例 289
　——患者の下痢時の
　　対応 288
　——造設の目的 286
スニチニブ 81
スルファメトキサ
　ゾール 208

せ・そ

制吐薬 20
制吐療法の効果に影響
　を及ぼす因子 24

脊柱管狭窄症 109
セツキシマブ 64, 98
セフェピム 242
セフポドキシム 245
セレコキシブ 193
喘息 199
臓器障害 128
　——が推測される
　　ケースと対処法
　　 130

た・ち

代謝性アルカローシス
　 185
ダウノルビシン
　 140, 150
タキサン系薬剤 115
多職種連携 300
タゾバクタム 242
ダビガトラン 219
炭酸水素ナトリウム 67
タンニン酸アルブミン
　 52, 288
中心静脈ポート
　 223, 243
直接経口抗凝固薬 219

て

手足症候群 72
　——の副作用のリス
　　クが高い薬剤・
　　レジメンと支持
　　療法の処方 82
　——のほかの要因が
　　推測されるケース
　　 80
　——の要因となりう
　　る薬剤や疾患 75

ティーエスワン® 253
デキサメタゾン
　 28, 33, 283
手湿疹 74
テトラサイクリン系
　抗菌薬 98
テノホビル 281
デュロキセチン
　 116, 119
テレフォンフォロー
　アップなどの実施後
　の連携体制例 269

と

動悸 142
　——の要因となりう
　　る薬剤や疾患
　　 144
凍瘡 74
糖尿病
　 38, 78, 160, 185
糖尿病性神経障害 109
ドキシサイクリン 98
ドキソルビシン
　 150, 284
特発性間質性肺炎 206
ドセタキセル 232
トラスツズマブ 152
トリメプリム 208
トルソー症候群 226
　——の診断プロセス
　　 227
トレーシングレポート
　 252, 258, 261

な・に・の

ナブパクリタキセル
　 108, 115

ニボルマブ
　…… 166, 209, 264, 269
日本癌治療学会がん
　診療ガイドライン‥ 295
ニューモシスチス肺炎
　……………………… 207
脳血管障害 …………… 114
脳卒中スコアリング‥ 227

は

肺血栓塞栓症 ………… 199
白癬 …………………… 74
パクリタキセル ……… 115
パゾパニブ …………… 166
抜去可能な中心静脈
　カテーテル関連血流
　感染症の治療期間の
　目安 ………………… 249
白金製剤 ………… 131, 193
白血球 ………………… 11
発熱性好中球減少症‥ 232
パニツムマブ ………… 98
パルスオキシメーター
　……………………… 207
パロノセトロン ‥ 28, 284
バンコマイシン
　………………… 242, 248

ひ

皮疹 …………………… 86
　――に対する治療薬
　　の選択 …………… 99
　――の抗がん薬以外
　　の原因が推測さ
　　れる主なケース
　　と対処法 ………… 95

――の副作用のリス
　クが高い薬剤・
　レジメン ………… 100
非心原性の動悸が推測
　されるケース ……… 148
非ステロイド性鎮痛薬
　……………………… 67
ヒドロコルチゾン …… 101
皮膚障害 ……………… 289
　――と抗がん薬の種類
　……………………… 89
ピペラシリン ………… 242
ビンカアルカロイド系
　薬剤 ………………… 115
ビンクリスチン ……… 115

ふ

ファモチジン ………… 194
フィルグラスチム
　………………… 245, 248
副作用 …………… 2, 15
　――症状別のQOL
　　評価尺度 ………… 293
服薬指導 ……………… 300
浮腫 ………… 112, 184, 272
　――の要因となる疾患
　……………………… 273
ブチルスコポラミン
　………………… 51, 288
フッ化ピリミジン系
　薬剤 …………… 64, 82
ブリストル便性状
　スケール …………… 49
フルオロウラシル …… 223
フルオロキノロン系
　抗菌薬 ……………… 245
プレガバリン
　………………… 108, 117, 119

プレドニゾロン
　………………… 28, 170, 208
プロスタグランジン‥ 189
プロタミン …………… 219
プロテアソーム阻害薬
　……………………… 132
プロトンポンプ阻害薬
　……………………… 194
プロブレムの評価 …… 256
分子標的薬‥ 16, 50, 166

へ・ほ

ペグフィルグラスチム
　……………………… 245
ベタメタゾン ………… 73
ヘパリン ………… 219, 227
ヘパリン起因性血小板
　減少症 ……………… 219
ヘパリン類似物質 …… 103
ベムリディ …………… 281
ペメトレキセド ……… 50
ベンゾジアゼピン系
　抗不安薬 …………… 37
ペンタミジン ………… 208
ホスネツピタント …… 285

ま・み・め・も

末梢神経障害 ‥‥ 74, 106
末梢挿入型中心静脈
　カテーテル ………… 232
マルチキナーゼ阻害薬
　……………………… 81
ミコフェノール酸
　モフェチル ………… 170
ミノサイクリン‥ 98, 105
ミロガバリン ………… 116
メコバラミン ………… 116

メチルプレドニゾロン …… 170
メトクロプラミド …… 38, 260
メロペネム …… 242, 245
免疫関連有害事象 …… 16, 265
免疫チェックポイント
　阻害薬 …… 16, 280
モルヒネ …… 67

や・ゆ

薬剤師外来 …… 300
薬剤性間質性肺炎 …… 197
　——の治療 …… 209
薬剤性腎障害 …… 176
　——と原因薬剤 …… 190
薬剤による皮膚有害
　事象 …… 89
薬疹 …… 88
薬物性肝障害 …… 159
有害事象 …… 8
有機カチオントランス
　ポーター …… 188

ら・り・る

ランソプラゾール …… 174
リバーロキサバン …… 219
緑膿菌 …… 242
リンデロン® …… 73, 83
ルビプロスト …… 35

れ

レゴラフェニブ
　…… 73, 79, 166
レジメン …… 296
レッドネック症候群 …… 248
レバミピド …… 183

レボチロキシン …… 269
レンバチニブ …… 124, 136
　——の減量／休薬／
　　中止基準 …… 131

ろ

ロキソプロフェン
　…… 183, 189, 194
ロスバスタチン …… 194
ロペラミド …… 52, 288
ロラゼパム …… 29, 37
ワルファリン …… 219

A・B

ABCセミナー …… 296
AC療法 …… 284
AE …… 8
AKI …… 178
　——の診断基準と
　　病期分類 …… 180
　——の分類 …… 180
ALP …… 12
ALT …… 12
AML …… 245
ARF …… 179
ASCO …… 16, 169
AST …… 12
AUC …… 28, 105, 120
Beva/CapOX療法 …… 72
BUN …… 13
B型肝炎ウイルス …… 279

C

CAT …… 212
　——のリスク因子 …… 215
　——の原因となる薬剤
　　…… 220
CAVT …… 212

CBDCA …… 157, 164
CCr …… 13
CE療法 …… 157
CINV …… 18, 32, 283
CIPN …… 106
　——に対する治療薬
　　…… 118
　——のほかの原因が
　　推測されるケー
　　スと対処法 …… 113
　——の副作用のリス
　　クが高い薬剤・
　　レジメン …… 117
CISNEスコア …… 235
Clostridioides
　difficile 感染 …… 247
Cockcroft and Gault 式
　…… 13
Cr …… 13
CTR-CVT …… 140
　——に対する薬剤師
　　の長期フォロー
　　アップ …… 154
CTCAE …… 8
CTRCD …… 140
　——の重症度分類 …… 149

D

DCF療法 …… 234
de novo B型肝炎 …… 279
de-escalation …… 243
DHP療法 …… 141
DILI …… 159
DOAC …… 219

E

EC療法 …… 141
ECOG …… 5

eGFR 13
EGFR-TKI 98
EGFR阻害薬 101
ESBL産生菌 242
ESMOガイドライン ... 52
ETP 157, 164

F
FENa 184
FEUN 185
FN 234
——の初期治療に用いる抗菌薬の一般的スペクトラムと投与量 ... 247
——のリスク評価スコア 237
——を起こしやすい代表的ながん化学療法レジメン 236
——患者で分離される一般的な細菌 245
FRS 10
FTU 101

G・H
G-CSF 244
GEM + nab-PTX療法 271
GnP療法 31, 106, 112, 212
Hb 11
HBV 167, 279
——スクリーニング 281
HBV再活性化 279

——のメカニズム ... 280
HIT 219

I・J・K・L
ICI 163, 166
IIP 206
irAE ... 16, 17, 169, 265
——による肝障害の診断において鑑別すべき疾患と必要な検査 ... 165
JCOG 6
KDIGO基準 179
Khoranaスコア 212
KPS 5
LEN+Pem療法 123

M
MASCCスコア 235
MDS 245
mFOLFIRINOX療法 ... 271
mFOLFOX6+Cmab併用療法 18
mTOR阻害薬 64

N・O
nal-IRI + 5-FU/LV療法 212
NASH 156
NCCNガイドライン ... 24
NEJM日本国内版 296
NK₁受容体拮抗薬 28, 283
NRS 3, 9, 115
NSAIDs 189
OPQRST 3, 4

P・Q
PCP 207
PICC 232
Plt 11
PPI 194
PS 5
——のスコア評価方法 6
QOL 292

S・T
S-1 .... 56, 252, 264
SOX 264
SOX+ニボルマブ療法における主な有害事象 266
T-Bill 12
TC療法 123
TDM 247

V・W
VAS 10
VEGF 131
VRS 10
VSPI 131
WBC 11

数字・記号
5-HT₃受容体拮抗薬 28, 53, 283
9の法則 97
β-ラクタム系抗菌薬 245
γ-GTP 12

がん専門薬剤師の極意を学ぶ！
症状アセスメント実践ゼミ

2025年3月20日　第1版第1刷発行

■監　修　山口正和　やまぐち　まさかず

■編　集　横川貴志　よこかわ　たかし
　　　　　青山　剛　あおやま　たけし

■発行者　吉田富生

■発行所　株式会社メジカルビュー社
　　　　　〒162-0845 東京都新宿区市谷本村町2-30
　　　　　電話　03(5228)2050(代表)
　　　　　ホームページ https://www.medicalview.co.jp

　　　　　営業部　FAX　03(5228)2059
　　　　　　　　　E-mail　eigyo@medicalview.co.jp

　　　　　編集部　FAX　03(5228)2062
　　　　　　　　　E-mail　ed@medicalview.co.jp

■印刷所　株式会社 暁印刷

ISBN 978-4-7583-2229-4　C3047

©MEDICAL VIEW, 2025. Printed in Japan

・本書に掲載された著作物の複写・複製・転載・翻訳・データベースへの取り込みおよび送信（送信可能化権を含む）・上映・譲渡に関する許諾権は，（株）メジカルビュー社が保有しています．
・ JCOPY 〈出版者著作権管理機構 委託出版物〉
本書の無断複製は著作権法上での例外を除き禁じられています．複製される場合は，そのつど事前に，出版者著作権管理機構（電話 03-5244-5088，FAX 03-5244-5089，e-mail：info@jcopy.or.jp）の許諾を得てください．

・本書をコピー，スキャン，デジタルデータ化するなどの複製を無許諾で行う行為は，著作権法上での限られた例外（「私的使用のための複製」など）を除き禁じられています．大学，病院，企業などにおいて，研究活動，診察を含み業務上使用する目的で上記の行為を行うことは私的使用には該当せず違法です．また私的使用のためであっても，代行業者等の第三者に依頼して上記の行為を行うことは違法となります．